세월을 돌리는 마법,

안면거상술

세월을 돌리는 마법,
안면거상술

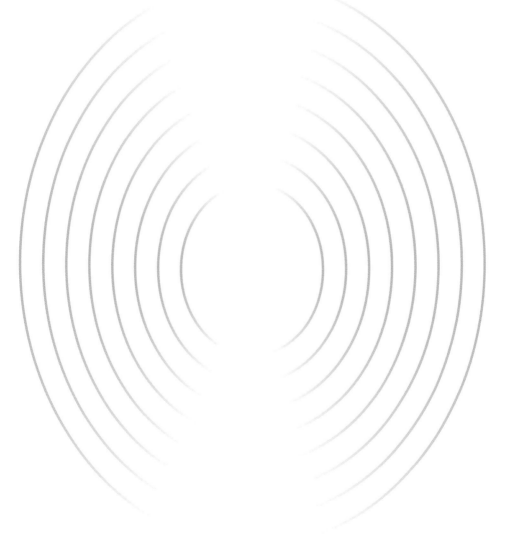

마흔이 넘으면 자기 얼굴에 책임을 져야 한다
Every man over forty is responsible for his face

150년이 지난 격언으로 이 유명한 말을 한 사람은 바로 에이브러햄 링컨이다. 사실 이 말이 '외적인 생김, 외모'만을 의미하는 것은 아니다. 굳이 왜 '마흔 이후'였겠는가? 태어날 때의 얼굴은 부모가 물려준 것이라 어쩔 수 없지만, 마흔 이후의 얼굴은 스스로 만드는 것이기 때문이다. 한 사람의 인생은 얼굴 면면에 녹아 있다.

나이가 들면, 그 사람이 어떤 삶을 살아왔고, 어떤 인성과 행적을 가졌는지 얼굴에 드러난다. 하루 5번씩 찡그리기를 10년간 했다면, 얼굴에 찡그리는 주름을 28,150번 그리는 것과 같다. 하루 5번씩 웃기를 10년간 했다면 미소를 얼굴에 28,150번 띄도록 하는 것이다. 40년이면 112,600번 얼굴에 깊은 흔적을 새기는 것이니 제 얼굴에 책임을 져야 한다는 말이 맞는 말이다. '일소일소 일노일로(一笑一少 一怒一老)'라는 말도 있듯, 인상 써서 생긴 주름과 미소 지어 생긴 주름이 다르고,

---

1 일소일소 일노일로(一笑一少 一怒一老): 한 번 웃으면 한 번 젊어지고 한 번 성내면 한 번 늙는다.

찌든 삶이 만든 인상과 성취하는 삶이 만든 인상도 다르다. 오랫동안 꾸준히 쌓아온 흔적은 그래서 강력하고 무섭다. 외모가 끼치는 강력한 영향력은 사회 활동을 하는 사람이면 누구나 느낄 것이다. 이것이 바로 성형외과의 '존재 이유'가 아닐까? 필자는 조심스레 추측해본다.

박준형 의학박사가 말하는 바람직한 성형
- 자신 있는 사회생활을 위하여

성형에 대한 거부감은 이제 한국 사회에서 지워진 지 오래다. 영국의 한 일간지가 발표한 내용에 따르면 한국의 여성이 아름다움을 추구하는 이유는 미에 대한 본능뿐만 아니라 취업과 결혼 등에 영향을 미치기 때문이라는 내용도 있다. 이처럼 성형수술은 지금의 모습보다 더 좋은 인상을 주기 위한 한 방법으로 꼽히며, 이러한 흐름을 타고 최근 많은 사람이 성형수술을 선호하는 추세이다.

사람을 평가할 때 매력적인 외모를 가진 사람이 더 유리한 평가를 받는다는 것은 말하지 않아도 누구나 아는 사실이다. 상대방에게 더 나은 이미지를 주기 위해 대입 준비생, 취업준비생은 물론 서비스업종에 종사하는 은행원, 스튜어디스 등 수많은 사람이 성형외과를 방문한다. 서비스업이 아니더라도 직장 내 영향력을 발휘할 수 있는 하나의 방법으로 성형을 택하는 분들도 있다. 게다가 100세 시대를 사는 요즘, 나이를 드신 분들도 오래 일하시는 경우가 많다 보니, 젊은 외모를 유지하며 조금이라도 더 경제활동을 이어나가고자 하는 분들도 있다. 아무래도 외모에서 나오는 자신감이 사회생활을 하면서 자신감을 더욱 상승시켜주는 요인으로 작용하기 때문으로 추정한다.

실제로 성형을 통해 자신감이 상승하여 제2의 인생을 찾은 사례들이 미디어에 소개되면서 성형에 대한 부정적인 시선이 많이 전환되고 있다. 한국의 대표적인 메이크오버 프로그램 tvN 〈렛미인〉의 경우에는 외모 때문에 고통을 받던 사람들을 성형수술로 도와줌으로써 외모 변신은 물론이고, 내적으로는 자신감을 상승시켜 사회생활에 적응할 수 있도록 도와주고 있다.

여전히 성형수술에 대해 색안경을 끼고 보는 사람들이 종종 있다. 하지만 너무 인위적이거나 과하지 않은 자연스러운 성형은, 현재의 모습보다 더 아름다워지는 것뿐 아니라 대중들 앞에 설 때 당당하게 나설 수 있는 자신감을 불어넣는다. 또한, 더 좋은 이미지를 만들어줌으로써 기대 이상의 효과를 창출해 낸다. 신체적 건강을 위해 일반 병원을 찾는 것처럼, 사람들은 심리적, 사회적 건강을 위해 성형외과를 찾는 것이다. 하지만 무엇보다 얼굴 전체적으로 조화롭게 하는 것이 중요하기에 전문의와의 충분한 상담을 통해 성형을 결정하는 것이 좋다.

박준형 의학박사가 말하는 바람직한 성형
- 성형이란, 극단적으로는 사회생활의 어려움을 극복하게 하고,
  일상적으로는 보다 높은 삶의 질을 느끼게 하는 것이다.

필자는 의료인이라면, 모든 환자가 아픔 없는 삶을 살도록 하는 것이 목표여야 한다고 생각한다. 가벼운 감기에 걸리면 일상생활을 할 수 없는 정도는 아니지만, 어느 정도 불편을 겪듯이, 나이가 들며 생기는

주름이 신경 쓰여 심리적으로 불편한 사람도 있을 것이다. 마찬가지로 가벼운 감기가 아닌 폐렴에 걸린 사람이라면 일상생활을 할 수 없어 반드시 의료적 도움을 받아야 한다. 그래야 삶을 영위할 수 있기 때문이다. 외모도 똑같다. 본인 얼굴이 자신만 신경 쓰이는 수준을 넘어, 편견을 가질만한 인상이어서 사회생활에 어려움을 겪는 경우가 왕왕 있다. 이처럼 얼굴이 명확한 근거가 되어 사회생활에 피해를 받고 있다면, 성형수술로 자신감을 회복하여 원만한 일상생활을 하게 하는 것이 성형외과 의사의 소임이라고 생각한다.

물론 성형이 극단적인 사례들만 있는 것은 아니다. 가벼운 감기에 걸린 것과 같이 심리적 불편을 느끼거나, 혹은 삶에서 중요한 순간을 앞두고 외모를 정비하기 위해 병원을 방문하는 경우가 더 많다. 다양한 목적을 가지고 환자들이 성형하러 온다. 대입 면접에서 좋은 이미지를 주고 싶은 고등학생, 취업 준비 중인 대학생, 소개팅이나 맞선을 보려는 남녀, 결혼식을 앞둔 예비 신랑·신부와 부모님 등 성형의는 환자들의 대소사에 항상 함께한다.

중장년층 사이에서도 이미지 관리에 관심이 급증하고 있다. 장년은 30대를, 중년은 40~50대를 칭하는 말로, 중장년층은 30~50대를 의미한다. 90년대까지만 해도 30대가 사회적 중년으로 인식되던 시기였는데, 평균수명이 늘어나고 사회적 활동기가 길어짐에 따라 30대는 장년층이라는 이름으로 불리고, 40~50대를 중년으로 인식하게 되었다. 그러나 현재도 계속 평균수명은 늘어가고 있으며 40대 초반에 20~30대의 미모를 유지하는 사람들이 점점 나옴에 따라 10년 내외로 40대는 장년, 중년은 50~60대로 밀려날 것이라는 예측이 있다. 실제로 2017년 대한민국 중위연령은 42세로 나왔고, 2027년 48세로 예측되며 2056년에 이르면 중위연령이 환갑일 것으로 추산된다.

20대면 결혼하여 40대에는 자녀의 대학을, 50대에는 자녀 결혼을 걱정하던 것도 이제는 옛말이다. 대학이 필수가 아닌 사회가 되어가면서 자녀 교육에 과도한 비용을 투자하는 시대는 지났다. 결혼 또한 옛날처럼 거창하게 올리는 시대도 아니다. 사회 활동을 중요시하다 보니 결혼을 하지 않은 40대도 있고, 50대 비혼주의자도 심심찮게 볼 수 있다. 즉, 중년층이라고 해서 꼭 인생의 목표가 자녀에게 초점이 맞추어진 시대는 아니라는 것이다. 최근의 중년층은 자녀보다는 자기 자신에게 투자하고, 살아가는 동안 내 삶에 충실하게 지내는, 웰빙(well-being)을 추구한다.

게다가 20~30대보다 경제력이 뒷받침되는 40~50대는 피부 관리, 체형 관리 등 자기 관리가 잘 이루어져 때로는 원래 나이에 비해 20년은 젊어 보이기도 한다. 80~90년대 중년층과 2000년대 이후 중년층의 외모를 비교해보면 더욱 그 차이가 극명히 드러난다. 중년이라고 해서 포기할 이유가 전혀 없다. 관리만으로도 충분히 노화를 지연시킬 수 있다. 미간, 주름, 입가 주름, 목주름 등 얼굴 전체적인 주름이나 피부 처짐 등 세월의 흐름을 고스란히 안고 있다면, 성형외과에서 도움을 받아 이미지를 개선시킬 수 있다.

시대의 변화에 따라 필자는 임무의 막중함을 느낀다. 이제 요즘 시대의 성형은 천편일률적인 똑같은 얼굴을 공장처럼 찍어내는 곳이 아니다. 올바른 성형이라면 각 환자의 얼굴과 체형에 맞춰 자연스럽고 좋은 인상을 만들어갈 수 있도록 도움을 주어야 한다. 환자들도 이제는 "김태희처럼 만들어주세요!"와 같은 무리한 요구를 하지 않는다. 자기 개성과 매력을 끌어올릴 수 있는 자연스러운 성형을 원한다. 대한성형외과학회가 얼굴의 부위별 성형수술 후 환자들을 대상으로 만족도 검사를 한 적이 있는데, 여기서 매우 흥미로운 점을 찾아냈다. 얼굴의 부위별 일부분 수술 결과와 얼굴 전체를 관찰하여 진행한 수술 결과, 환자들의 만족도는 후자가 더 높았다는 것이다.

즉, 아름다움에 대한 절대적 기준은 없기에 자신의 얼굴형과 체형에 맞는 균형 있는 조화가 필요하다. 결국, 바람직한 성형이란, 환자와 소통하며 요구하는 바를 정확히 캐치하고 환자의 매력을 찾아내는 심미안을 통해 환자에게 어울리는 느낌을 살려낼 수 있어야 한다. 한 마디로 성형의는 '환자의, 환자에 의한, 환자를 위한 성형'이 되기까지 무수한 노력을 기울여야 한다.

박준형 의학박사가 안면거상술에 대해 말하다

이 책은 이러한 노력을 위한 필자의 첫 발자취이다. 필자는 이번 책에서 얼굴 리프팅에 관련된 이야기를 다룰 것이다. 주름이 가장 흔하면서도 환자들에게 스트레스를 주는 가장 큰 요인이기 때문이다. 그중에서도 특히 안면거상술에 대한 이야기를 중심으로, 환자들에게 상세한 정보를 전달하고, 올바른 성형술을 선택하게 하는 데에 도움되고자 한다. 필자는 책을 통해 건강한 삶의 첫걸음을 얼굴에서부터 찾아가는 이들을 응원하고, 환자들 각각 맞는 성형술이 어떤 것인지 찾아가도록 길라잡이가 되어주고자 한다.

목차는 크게 두 PART로 나누었다. PART 1에서는 안면거상술이 무엇인지에 대해 이론적인 이해를 돕기 위해 안면거상술의 정의, 수술 과정, 대상자에 대해 다루어 보고자 한다. PART 2 에서는 환자들에게서 많이 들어왔던 질문을 소개하여 독자들 역시 상세한 궁금증을 풀 수 있도록 돕고자 한다. 또한, 다양한 사례를 제시하여 본격적으로 안면거상술을 생각하는 환자 스스로에게 맞는 사례가 있는지 참고가 되기를 희망한다.

상세한 이야기는 각 장에서 다룰 예정이다. 안면거상술에 대해 처음 들어보았거나, 안면거상술에 대한 이해가 부족하고, 얼굴 리프팅에 관해 설명이 필요한 독자라면 PART 1부터 차근차근 읽어 보는 것을 추천한다. 이미 어느 정도 안면거상술에 대한 정보가 숙지 되어 있으며 실제 자신에게 안면거상술이 알맞은 시술법인지 확인하고 싶은 독자라면 PART 2의 주요 질문과 사례를 더욱 참고해 주기 바란다.

필자는 '더플랜' 성형외과 대표원장으로, 의학박사이자 성형외과 전문의로 현업에 종사하고 있다. 미국 매사추세츠주 케임브리지시 하버드 대학교에서 연수를 받았으며 서울대학교 대학원에서 보건의료정책 최고위 과정을 수료하고 을지의과대학교 성형외과 외래교수로 후임 양성과 성형외과계의 발전을 위한 연구에 매진해왔다.

대한성형외과학회 종신회원 (KSPRS), 대한미용성형외과학회 정회원 (KSAPS), 대한성형외과학회 항노화연구회 정회원으로서 안티에이징 (Anti-Aging) 분야에 주로 관심을 두고 있으며 외에도 대한성형외과학회 유방성형연구회 정회원, 대한두개안면성형외과학회 정회원 (KCPCA), 하이닥, 네이버 지식in 자문의로 활동하고 있다.

필자는 조금이라도 더 많은 환자가 만족스러운 삶을 살아가기를 원한다. 물론 성형은 삶의 질을 높이는 데 도움닫기 정도의 역할일 뿐이다. 리프팅을 하여 달라진 얼굴도 시간이 지나면 조금씩 변하기 마련이다. 다만 환자들이 성형을 통해 나아진 인상으로 얼마든지 삶도 더 나아질 수 있다는 점을 강조하고 싶다. 필자는 그저 성형 의학박사로시 역할과 소명을 완수하리라, 생각하며 오늘도 집필하고, 집도할 뿐이다.

2021년, 의학박사 **박준형**

PART 2 | 안면거상술에 대한 궁금증

A. 안면거상술에 대한 이해

안면거상술에 대해 알아보자

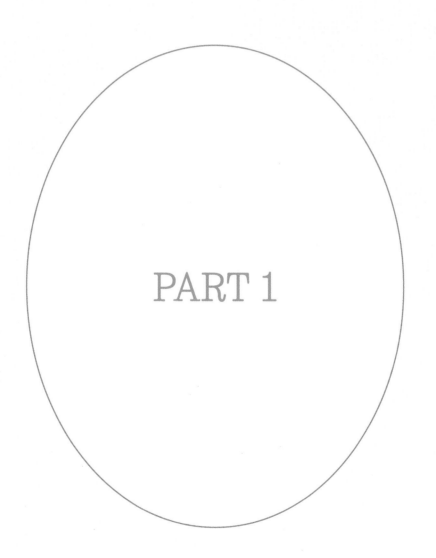

PART 1

A *

안면거상술이란 무엇인가?

---

*

*

*

1

안면거상술의 정의

2020년, 코로나 19사태가 장기화되면서 우리의 일상생활에도 많은 변화가 일어났다. 학교 개학이 미루어지거나, 많은 회사가 재택근무를 선호하게 된다든지, 휴가철에도 멀리 여행을 떠나기 어려워지는 등 집에서 보내는 시간이 늘어나는 방향으로 말이다. 덕분에 이 기회를 빌려 성형외과를 찾는 환자들도 늘어나는 추세다. 그동안 일상 복귀까지 시간이 걸릴까 걱정이 되어 하지 못했던 다양한 시술, 수술을 이번 기회에 받자는 환자들도 늘어나는 중이다.

그중에서도 '동안 성형'은 단연코 인기다. '동안'이 되고 싶지 않은 사람이 어디 있을까? '동안'은 칭찬, '노안'은 욕설로 받아들여지는 이 시대에 많은 이들이 조금 더 어려 보이기 위한 수술 및 시술을 찾고 있다. 그렇다면 모두가 선호하는 동안의 조건은 무엇일까? 일단 주름 없이 맑고 탱탱한 피부는 기본이다. 또한, 더 앳되고 어린 느낌을 주기 위해 대체로 짧고 볼록한 형태를 선호한다.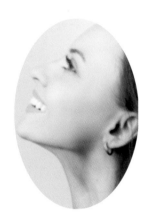
무조건 얼굴이 말랐다고 해서 젊어 보이
는 것은 아니다. 오히려 뺨이나 광대 부위
가 지나치게 꺼지거나 밋밋하면 더 노안으
로 보인다. 핵심은 입꼬리를 기준으로 위쪽
얼굴은 적당한 살이 붙어있어야 하고, 반대
로 아래쪽 살은 매끄럽게 떨어지며 턱선이
날렵하게 살아있어야 한다는 것이다.

이 말은 사람이 노화를 겪을 때는 주름진 피부를 동반하며 뺨과 광
대 부분이 꺼지고 입꼬리 아래가 처진다는 의미이기도 하다. 안면거상
술은 이러한 변화를 예방하고 동안의 특성에 맞게 얼굴을 복구하고자
하는 수술이라고 할 수 있다. 첫 장을 열며, 먼저 안면거상술에 대해
정확한 개념 파악을 돕고자 한다. 그 전에 앞서, '노화와 주름'에 대해
먼저 알아본다면 더욱 안면거상술을 이해하기 쉬울 것이다.

노화란?

노화 (aging, 老化)

인간이 태어나서 일정 기간 성장한 후 나이가 들면서
점차 신체적, 인지적으로 쇠퇴하여 죽음에 이르는 과정

출처: 2016, 상담학사전

우선 노화에 대한 사전적 정의는 위와 같다. 흰 머리가 생기거나, 등이 굽고 신장이 줄어드는 외관적 변화와 감각이 무디어지거나, 반응속도가 더뎌지는 등 기능적 쇠퇴를 겪을 때 우리는 '노화가 찾아왔다'고 느낀다. 우리는 노화를 나이를 먹어감에 따르는 자연스러운 것으로 여기지만 연령에 크게 영향을 받지 않아도 일어나는 것이 노화다. 예를 들면, 기능적 관리를 소홀히 하거나, 물질을 지나치게 남용하거나, 불의의 사고 또는 질병으로 인해 노화가 진행되는 경우도 있다.

노화는 자연스러운 현상이건만, 현실적으로 생각해본다면 누구나 피하고 싶고, 되도록 늦추고 싶은, 원치 않는 현상이다. 대부분은 본래 나이보다 어려 보이기를 바라며, '동안'을 가꾸기 위해 먹는 것, 입는 것부터 피부에 바르는 것은 물론 시술 혹은 수술도 받는다. 현대인의 '안티에이징'을 향한 끝없는 열망은 어찌 보면 원초적 본능에 가까운지도 모르겠다.

이론상의 노화를 차치하고서라도 현실 속에서 환자들이 체감하는 노화는 보통 얼굴 피부 나이에 따라 결정된다고 할 수 있다. 어떤 사람은 50대지만 30대처럼 보이기도 하는데, 또 어떤 사람은 40대인데도 60대처럼 보이기도 한다. 신체의 어느 부위보다도 얼굴 피부가 얼마나 잘 관리되어 있느냐에 따라, 노화 정도에 대해 주변 판단이 달라지기 마련이다.

주름이란?

피부노화의 시작은 20대 초반부터 시작된다. 40~50대에는 노화의 정도가 급격하게 진행된다. 피부노화의 원인은 다양하나 근본적으로는 콜라겐의 양이 줄어들면서 오는 피부탄력의 손실이라고 볼 수 있겠다. 이것을 우리는 '주름'이라고 부른 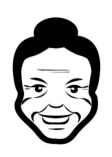 다. 일반적으로 나이가 들면서 코 옆 선을 타고 이어지는 팔자 주름, 볼 처짐, 처진 턱선, 목 아래 잔 선 등을 확인할 수 있다. 일반적으로 남성의 주름은 여성의 주름보다 깊고 굵은 편이다. 또한, 운동 등으로 인해 과도하게 사용된 곳에는 빨리 주름이 생긴다. 따라서 얼굴에서는 표정의 움직임에서 많은 부위에 주름이 생기기 쉽다. 또한, 햇빛에 노출된 부분은 자외선 가운데 파장이 긴 UVA에 의해 주름이 생기기도 한다.

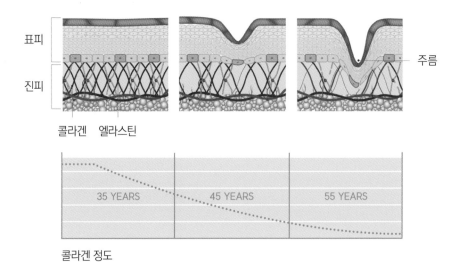

표피
진피
주름
콜라겐 엘라스틴

35 YEARS   45 YEARS   55 YEARS

콜라겐 정도

주름이 생기는 원인에 대해 상세하게 파헤쳐 보자면, 피부밑이 어떻게 생겼는지 먼저 알아야 하겠다. 피부는 표면에서부터 순서대로 표피, 진피, 피하조직으로 구성되어 있고 그 아래 얼굴 근육이 있다. 진피층에 있는 콜라겐과 탄력을 유지해주는 탄성 단백질(히알루론산)이 있다. 노화에 따라 콜라겐과 탄성 단백질은 점차 연결력이 떨어지는데 그로 인해 주름이 생길 수 있다. 그리고 그 이하 피하지방층 아래에는 근육층이 있다. 피하지방층과 근육 사이에서 근육을 감싸는 막을 근막층, SMAS층이라고 한다. 이 SMAS층 역시 나이가 들면서 점차 늘어지게 되는데, 이 또한 주름 생성의 원인이 된다.

명료한 비교는 아니나, 조금 더 이해하기 쉽게 설명하자면 표피, 진피, 피하조직, 근육이라는 이름의 네 장의 천을 가느다란 실로 촘촘하게 박아놓은 것을 피부에 비유할 수 있다. 천을 잘 다려서 판판하게 만들고 실로 타이트하게 박으면 표피층은 주름 없이 매끄러운 상태를 유지할 수 있다. 그러나 여기서 진피층과 피하조직을 이은 실(콜라겐과 탄성단백질)이 오래되어 늘어지거나, 피하조직과 근육층을 이은 실(SMAS층)이 낡으면 표피층에도 영향을 주어 가장 바깥 면에도 주름이 지게 되는 것이다. 즉 표피층에 주름이 졌다면, 진피층 안쪽으로는 더 많은 주름이 생겨 있다고 이해하면 되겠다.

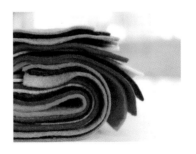

안면거상술로 회복하는 주름살

아직 현대 의학으로는 주름을 '방지'하는 방법은 없다. 주름은 노화의 자연스러운 현상이다. 다만 자외선을 차단하거나 항산화 작용을 하는 화장품을 바르거나, 특정 음식을 섭취하여 피부의 영양 상태를 좋게 하고, 정신 및 신체의 과로를 피하는 것으로 노화 정도를 완화시킬 수는 있다. 가장 좋은 노화 예방법은 금연 및 금주다. 혈액순환은 피부에도 영향을 주는데 담배의 주성분 니코틴이 우리 몸의 혈관을 강하게 수축하는 역할을 한다. 그로 인해 혈류량이 떨어지고 혈액 속도도 저하된다. 결국, 피부 구석구석 산소와 영양소 공급에 문제가 발생하며 노폐물과 이산화탄소 배출에도 이상이 생길 수 있다. 활성산소로 인해 노화는 더욱 촉진되며 색소 침착 반응 또한 더 심각해진다.

그렇다면 혈관을 확장시키는 음주는 어떨까? 실제로 알콜이 혈관을 확장시키는 역할을 하는 것은 맞지만, 모세혈관의 확장은 식균작용을 하는 백혈구의 분비를 촉진한다. 쉽게 말해 피부가 예민해진다는 의미다. 쓸데없이 트러블이 많아지고, 피부 상처 등이 악화될 수 있다. 여드름이 많거나 피지가 많은 사람이라면 더욱 음주는 피할 것을 권한다. 흡연도 음주도 수분을 빼앗기 때문에 피부에 나쁜 것은 사실이다.

이처럼 방지는 할 수 없어도 관리를 통해 노화를 지연을 시킬 수는 있다. 그러나 성형외과의 힘을 빌리면 사후 처방이 가능하다. 가장 확실하게 피부주름을 개선하는 방법은 '성형외과'를 찾는 것이다. 앞서 말한 대로 오래되고 낡아 연결성이 떨어진 부위의 실을 다시 팽팽하게 잡아당겨야 근본적으로 주름이 개선될 수 있기 때문이다. 일반적으로 많이 찾는 시술이 바로 '비절개 리프팅'과 '보톡스', '필러', '레이저'일 것이다. 개인에 따라 다르겠지만 가벼운 징후에는 효과를 반드시 볼 수 있는 시술이다. 특수 실을 피부 속에 주입해 당기는 '실 리프팅' 등은 이제 누구나 잘 알고 있다. 주입된 실은 얼굴선을 살리는 것은 물론 진피층을 자극해 콜라겐 재생을 촉진한다. 이러한 비수술적 시술은 대부분 시술 시간이 30분 내외로 짧고, 별도의 회복 기간이 필요하지 않다.

그러나 이러한 방식은 효과가 제한적이며 지속기간이 짧다. 노화가 심각하게 진행된 경우, 즉 SMAS층까지 노화가 진행된 경우 혹은 과거 윤곽 성형 등으로 생긴 주름 등은 간단한 시술로 회복하기 어렵다는 이야기다. SMAS는 중력에 취약하다. 이 점을 몰랐던 과거에는 그저 진피만 끌어당겨 고정했기 때문에 시술의 효과가 오래가지 않았다. 그러다 SMAS층의 존재를 알게 되고 이 얇은 막 또한 주름을 만드는 데에 근본적인 원인이 있다는 것을 알게 된 이후 SMAS층 또한 같이 끌어올려 고정하는 수술이 시작되었다. 그래야 더욱 팽팽하게, 오랜 효과를 누릴 수 있기 때문이다.

'그럴 때 선택하는 것이 바로 반영구적 시술, 안면거상술이다.'

안면거상술이라고 하니 말이 어렵게 느껴지지만, 뜻은 간단하다. '거상'은 위로 들어 올린다는 뜻이다. 노화에 따라 얼굴에 드러나는 특징적 변화를 '처짐'이라고 보고 이를 보완하기 위해 '들어 올림'을 해결방안으로 제시하는 것이다. 그리고 진피층 개선 그 이상으로 들어가 피하조직과 근육층의 끊어진 연결선부터 재생시키는 것이 안면거상술의 원리다. 피부 처짐이 극명하게 드러나는 경우 비수술적 치료보다는 안면거상수술이 도움이 된다.

안면거상술과 SMAS층의 관계

SMAS층은 피부 아래 피하지방층과 근육층 사이의 얇은 섬유근막층이다. SMAS층은 중력에 약한 특징이 있어 시간이 흐를수록 주름을 만들고 피부를 처지게 만드는 요인으로 작용한다. 안면거상술은 얼굴의 주름을 없애고 피부를 팽팽하게 펴주는 수술이다. 관자놀이에서 시작해 귀 앞쪽, 그리고 귀 뒤쪽 선을 따라 절개하고 피부와 SMAS를 박리해 당겨주고 봉합한다. 피부 처짐과 주름의 원인인 SMAS층을 당겨 올리는 것을 원리로 하므로 리프팅만 하는 것과는 다르게, 피부노화의 근본적인 원인을 해결한다는 특징이 있다.

안면거상술은 피부 일부를 절개한 뒤 힘을 잃은 SMAS층부터 표피까지 차례로 당겨 올린다. 수술 부위에 따라 크게 안면거상술과 이마거상술로 나누는데, 전반적인 피부 나이를 젊게 되돌리는 데에 목적을 두고 있다. 병원마다 선호도는 다르지만 공통적으로 마취하에서 이루어지며 피부 절개를 동반한다. 절개 후 피부밑을 박리하여 피부를 들어올리고, 당겨서 주름을 편다. 또한, 당겨서 남는 피부가 있다면 일부를 잘라낸 후 봉합한다.

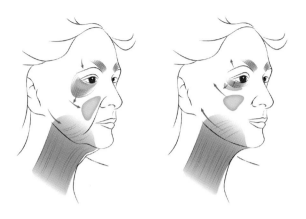

　비수술적 동안 시술과 비교하면 드라마틱한 리프팅 효과를 내지만,
그만큼 회복 기간이 더 길다. 회복 기간이 짧고 절개가 없으면서 효과
가 좋은 수술은 없다. 회복 기간이 짧은 시술은 효과가 작은 수술이라
는 방증이다. 안면거상술은 얼굴 피부를 손으로 잡은 듯이 들어 올릴
수 있고 결과를 수술 중에 바로 확인할 수 있는 수술이다. 회복 기간이
있지만 그만큼 충분히 효과가 뒤따르기에 투자할 만한 가치가 있는 수
술로 환자들에게 인정받고 있다.

*

*

*

2

안면거상술의 절개 부위

사람의 얼굴은 20대 초반부터 피부층이 서서히 무너지게 되며, 그 정도와 속도에 따라 동안이 되기도 하고, 노안이 되기도 한다. 노화 진행이 빠른 환자들은 무너진 피부층을 끌어올리는 다양한 시술을 받을 수 있는데, 처짐이 진피층을 넘어 피하조직에도 생긴 경우 시술이 아닌 리프팅 수술로써 이를 회복해야 한다. 이를 앞서 '안면거상술'이라 정의 했다. 얼굴 노화와 주름이 생기는 원리 그리고 주름 회복법에 대한 소개로 이제 안면거상술이 무엇인가에 대해서는 충분한 설명이 되었으리라고 본다.

안면거상술

'얼굴 주름제거 성형술'이라고도 하며, 영어로는 face lift.
얼굴이나 목에 생긴 주름을 제거,
근육이나 피부를 팽팽하게 당겨주는 미용수술이다.

출처: 서울대학교병원 의학정보

여타 리프팅 시술과 달리 안면거상술은 '수술'이기 때문에 마취와 절개 과정이 필요하다. 그래서 마취에 대한 두려움이 있거나 절개 부위가 눈에 띄지 않을까 걱정하는 환자도 있을 수 있다. 이번 장에서는 '마취와 절개'에 대해 알아보도록 하자.

안면거상술에서의 마취

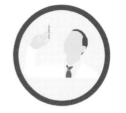

마취하는 이유는 환자가 수술하는 동안 통증을 느끼지 않도록 하기 위함이다. 그러나 환자 입장은 다르다. 마취했다가 수술이 끝나고 깨어나지 못하거나 마취 중 마취유도제가 다량 주입되어 문제가 생길 수 있지는 않은지 막연히 걱정되기도 한다. 그 때문에 전신마취보다 수면마취를 선호하는 환자들도 있고, 그래서도 안심되지 않아 수술을 포기하는 사례도 있다. 안면거상술은 세밀함을 요구하는 고난도의 수술이다. 단순 표피 거상이 아닌 주름의 근본적 원인 교정이 목표이기 때문에, 환자들은 임상경험이 풍부한 전문의를 신중하게 고를 것을 권한다. 그러나 경험과 실력 있는 의료진이라는 전제가 있다면, 안면거상술이 마취에 대한 걱정으로 인해 못 받을만한 수술은 아니다. 그보다는 환자의 수술 시 통증, 심리적 상태 등을 잘 판단하고 마취 방법을 의사와 조율하는 것이 필요하다.

안면거상술은 국소마취, 전신마취, 수면마취 모두 가능하다. 마취는 병원마다 선호하는 방법에 차이가 있을 수 있고 견해 또한 다를 수 있다. 따라서 어떤 방법만이 옳다고 단정할 수는 없다. 마취 방법의 결정에서는 ⓐ 환자의 통증, ⓑ 수술자의 선호도에 영향을 많이 받는다.

ⓐ 통증 면에서는 환자가 심리적 영향을 받아 통증을 느끼는 경우도 염두에 둘 수는 있다. 사실 환자가 느끼는 통증에는 명료한 기준이 있는 것은 아니다. 실제 주삿바늘이 피부에 닿기만 해도 아프다고 느끼는 환자가 있는가 하면, 주사 맞을 거라는 간호사의 말을 듣자마자 심장이 쿵쿵 뛰며 통증을 호소하는 환자도 있기 마련이다. 통증에 대한 기억, 소리, 움직임에 대한 뇌의 반응은 불안, 긴장 등으로 다가올 수 있는데 이것이 수술에 영향을 미칠 정도라면 심리적 안정을 위해 수면마취 또는 전신마취 등을 받는 것이 이롭다고 하겠다.

ⓑ 수술자의 선호도 면에서는 전신마취 혹은 수면마취로 나뉘게 된다. 국소마취를 선호할 의사는 거의 없다. 환자가 수술 중의 소리와 가만히 한 자세를 유지하기가 쉽지 않기 때문이다. 하지만 전신마취나 수면마취에 거부감을 가지신 분들 같은 경우 얼굴에 국소마취를 하고 진행할 수는 있다. 물론 들리는 소리나 자세를 유지하는 것이 조금 힘들 수는 있지만, 안면거상에 숙련된 의사인 경우에 크게 부담이 되지는 않는다.

하지만 전신마취인지 수면마취인지는 의사들의 선호도가 명확히 존재한다. 필자의 경우는 전신마취를 진행할 경우 마취에서 깰 때, 또 기도에 삽입된 관을 뽑을 때 환자분들이 구역질하면서 깰 경우를 걱정한다. 얼굴에 피가 쏠리거나 혈압이 올라가면 수술 부위에 출혈이 생길 수 있기 때문이다. 따라서 수면마취 같이 잠에서 자연스럽게 깨면서 마취에서 깨는 것을 선호한다. 물론 수술 중에 전신 상태를 좀 더 확실하게 모니터링하는 것이 필요하거나 기도가 좁아 수면마취를 안정적으로 유지하기 힘든 경우는 전신마취로 진행한다.

수면마취는 다른 말로 '중등도 진정 또는 의식하 진정'이란 표현을 쓰기도 한다. 이는 진단이나 치료를 목적으로 하는 여러 가지 시술을 받을 때 적절한 약물을 투여하여 안전하고 인도적이면서 효과적으로 환자분들의 통증이나 불안감을 적절히 없애주는 방법이라는 의미다. 수면마취는 진정의 정도에 따라서 전신마취와 구분되는 점도 있다. 전신마취의 경우 아무리 자극을 주어도 깨지 않고 호흡도 없어지는 단계인데 반하여 수면마취의 경우 강한 자극이 있을 때 약간의 반응을 하는 정도의 진정 단계이기 때문이다.

따라서 환자들의 걱정처럼 마취 후 깨어나지 못할까 두려워할 필요는 없으며, 마취통증의학과 전문의의 도움이 있으면 통증과 위험도를 최소화할 수 있다.

안면거상술에서의 절개 라인

안면거상술은 대개 귀 위를 타고 앞쪽으로 절개 라인이 들어간다. 가장 흔한 방식은 측두부 귀 위에서 귀 앞으로 절개 라인이 내려온 뒤, 귀밑을 돌아 귀 뒤로 들어가 뒤통수 쪽 헤어라인까지 절개 라인이 들어가는 것이다. 이것은 환자 개인의 상태에 따라 약간의 변형이 있을 수 있다.

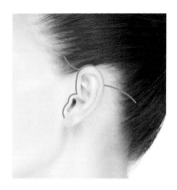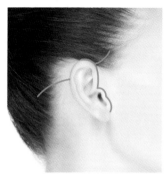

그림을 보면 더욱 이해하기 쉽다. 귓불의 가장 아래에서 시작하여 귀 앞의 주름을 따라 올라간 뒤 귓밥(이주)에서 이주 바로 아래쪽의 작은 함몰의 자연스러움을 유지하기 위하여 90도 뒤로 이어간다. 귓밥(이주)의 뒷면을 따라 전진한 후에는 귓바퀴를 따라 올라간다. 귀의 상방 끝에 도달하면 귀와 구레나룻 사이의 털이 안 난 곳을 따라 내려가고 이어서 구레나룻의 아래 모발선을 향해 아래로 돌아 적절한 길이만큼만 내려온다.

절개 라인 기준

절개 부위를 결정할 때는 크게 네 가지 기준을 잡는다. ⓐ 환자의 구레나룻 길이, ⓑ 눈썹과 구레나룻 사이의 거리, ⓒ 이주의 모양, ⓓ 귀 뒤쪽 헤어라인 사이의 거리가 대표적이다.

ⓐ 환자의 구레나룻 길이

안면거상술에서 절개를 하는 이유는 늘어져 남는 피부를 잘라내기 위함이다. 보통 절개 부위에 생기는 흉을 잘 보이지 않게 하려고 구레나룻과 헤어라인을 타고 절개가 이루어지기 마련인데, 이때 끌어올려 당기는 부위의 이동이 약간씩 일어날 수 있다. 구레나룻 길이가 너무 짧은 경우 절개 라인이 구레나룻 앞으로 이동하게 된다. 절개 라인이 구레나룻 뒤쪽이라면 흉을 두피 속으로 숨길 수 있다는 장점이 있다. 절개 라인이 구레나룻 앞쪽으로 들어간다면 흉은 조금 보일지라도 구레나룻이 그 자리에 그대로 있게 된다.

ⓑ 눈썹과 구레나룻 사이의 거리

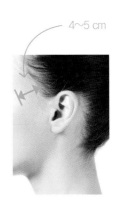

4~5 cm

눈썹과 구레나룻 사이의 거리가 4~5cm 정도로 긴 경우 절개 라인을 아래 사진과 같이 구레나룻 앞으로 이동시킬 수 있다. 눈썹과 구레나룻 사이의 거리가 멀면 절개 라인을 머리 안으로 넣었을 때 옆쪽 얼굴이 더 길어 보일 수 있기 때문이다.

하지만 필자의 경우에는 거의 사용하지 않는 케이스에 해당한다. 동양인과 서양인의 차를 고려한 것인데, 동양인의 경우 서양인과 비교하면 흉터가 더 도드라지는 경향이 있다. 따라서 구레나룻 앞으로 절개 라인이 나가는 경우 피부의 자연스러운 주름을 거슬러 직각으로 절개 라인이 지나가기 때문에 흉터가 머리로 가려지지 않을 가능성도 염두에 두는 것이다.

ⓒ 이주의 모양

이주의 모양과 관계없이 무조건 이주의 뒤쪽으로 절개를 넣는 것이 좋다고 주장하는 경우도 간혹 있을 수 있겠으나 필자의 생각은 다르다. 이주가 두드러지고 위로 솟아있는 모양이라면 이주의 앞쪽으로 절개 라인을 넣는 것이 좋다. 이주가 위로 많이 솟아있지 않고 뒤쪽으로 누워 있는 경우가 보통인데, 이 경우는 이주의 뒤쪽으로 절개 라인을 넣는 것이 좋다고 본다. 또한, 남자의 경우 구레나룻이 길거나 수염과 연결되어 있을 때는 반드시 이주 앞쪽으로 절개 라인을 넣어야 이주에서 털이 나는 상황을 피할 수 있다.

ⓓ 귀 뒤쪽 헤어라인 사이의 거리

귀 뒤쪽부터 헤어라인까지의 길이가 긴 경우 옆에서 봤을 때 헤어라인 안쪽으로 들어가는 절개 라인이 보일 수 있다. 따라서 이 길이가 긴 사람의 경우 절개 라인을 조금 더 위쪽으로 위치시켜야 한다. 그래야 수술 후 거리가 짧아지며 절개 라인이 보이지 않게 할 수 있다. 하지만 너무 위쪽으로 절개 라인을 위치시키면 귀 뒤쪽 피판 순환에 좋지 않아 절개 라인을 잘 고려해야 한다.

위에 네 가지 기준 외에도 환자에 따라서는 몇 가지 절개 라인 체크 포인트가 더 필요할 수 있다. 예를 들어 귓불의 모양 예전 수술 경력, 환자의 순환 정도 등 다양한 요인이 있다. 남성 환자의 경우 옆머리가 짧으므로 short scar facelift 방법을 사용하기 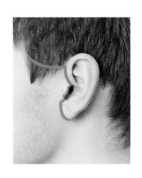 도 한다. 이는 귀 뒤쪽으로 절개 라인을 넣지 않는 방법으로 귀 뒤쪽으로 넘어가는 흉터가 보이지 않도록 할 수 있다. 다만 목의 리프팅 효과는 장기적으로 봤을 때 떨어지는 단점이 있다.

얼굴 외 목, 턱밑, 이마거상 그리고 내시경 수술

ⓐ 목거상술과 턱밑거상술

안면거상의 경우 목거상의 추가 절개를 하지 않아도 눈썹 아래에서부터 쇄골 상방까지 피하 박리가 진행된다. 그러나 만약 목에 심한 피부 이완이 있어 추가적인 목거상술이 필요한 일도 있다. 가로 목주름은 목이 원체 운동 범위가 큰 부위이기 때문에 살에 여유분이 많아 쉽게 생기는 편이다. 세로 목주름은 근육의 탄력 저하가 원인이다. 젊을 때는 광경근이라는 근육이 붙어있다가 노화 때문에 서로 벌어지고 아래로 처져 내려오면서 세로 밴드가 보이게 된다. 원인이 다르므로 해결 방법도 다른데, 가로 주름은 피부 절개를, 세로 주름의 경우에는 턱밑 거상을 시행한다.

가로 목주름은 안면거상에서 진행되는 피부 절개만으로도 일정 부분 해소가 가능하다. 그러나 세로 목주름의 경우 안면거상의 귀 뒤쪽 절개만으로는 턱밑 작업이 진행되는 어려우므로 시야 확보를 위해 추가 절개가 진행되는 것이다. 이러한 턱밑 거상은 목 부위의 리프팅을 위하여 턱밑의 주름을 따라 약 3~3.5cm 정도의 절개 라인을 디자인한다. 벌어진 광경근을 묶는 목적은 물론 지방주머니나 근육 및 림프절을 제거하여 턱의 깊이감을 만들어주려는 목적이 있다.

ⓑ 이마거상술과 내시경 수술

이마거상술은 이마의 주름을 펴는 수술이며, 눈썹이 살짝 올라가 밝은 인상을 만들어주는 효과가 있다. 사람들이 사진을 찍거나 상대방을 쳐다볼 때 눈썹을 살짝 올리면서 인상을 밝게 하려는 본능이 있는데 따로 의식하지 않아도 살짝 눈썹이 올라가는 효과를 볼 수 있어 눈빛이 밝아 보이는 효과가 있다. 또한, 눈썹이 살짝 올라가니 쌍꺼풀이 조금 더 보이기도 한다. 이마거상술의 경우에는 머리카락에 덮여 절개 라인이 숨겨진다. 절개 라인이 두피 안에 있으므로 절개에서 멀어질수록 리프팅 되는 효과는 덜하다. 이마 → 눈썹 → 쌍꺼풀 순으로 효과가 좋다.

내시경을 수술에 함께 이용하면 절개 라인의 범위를 줄일 수도 있다. 절개 라인을 이용하여 피부밑을 박리하여 피부를 들어 올리고, 당겨서 주름을 편다. 또한, 당겨서 남는 피부가 있다면 일부를 잘라낸 후 봉합한다.

이마거상술 시에는 피부밑의 표재성 근건막을 피부와 분리하여 당겨주는 과정이 필요하다. 내시경을 이용하는 경우, 수술 흉터가 작게 남고, 출혈이 적으며, 수술 후에 나타날 수 있는 감각 이상도 최소화할 수 있다. 또한, 확대경을 통한 섬세한 수술로 주위 조직을 손상시키는 일이 적으므로 회복 기간이 빠르다. 특히 미간에 깊이 팬 주름살 수술에 내시경을 이용하면 수술 효과가 좋다.

흉터와 회복 기간

안면거상술은 피부 속 연부조직, 피부주름 유발의 근본적 원인인 느슨해진 근막층(SMAS)과 유지 인대의 정확하고 확실한 박리와 절제, 처지기 전 상태로 최대한 편안하게 이상적인 위치로 올바른 방향을 설정하여 끌어올리는 것이 매우 중요하다. 이 과정에서 출혈을 최소화하면서 필요한 조직만 정확하게 손을 보아야 붓기와 멍을 최소화할 수 있고 그에 따른 회복 기간 역시 단축할 수 있다. SMAS 아래에는 유지 인대를 포함한 수많은 안면신경이 지나가기 때문에 숙련도가 높은 의료진을 만나는 것이 무엇보다 중요하다. 수술 후 실밥 제거는 7일째 제거를 하여 수술 후 일주일이면 세안 및 가벼운 일상생활이 가능하다. 하지만 붓기와 멍은 개인 신체조건, 면역력, 병력, 복용약 여부 등에 따라 차이가 있어 넉넉히 10일~ 14일 정도로 생각하는 것이 여유롭다.

안면거상술 수술을 망설이는 이유의 8할은 마취에 대한 두려움과 절개 라인으로 인한 흉터 그리고 수술 후 회복 기간이라고들 한다. 일상생활을 해야 하는 환자로서는 절개 라인이 얼마나 티 나지 않게 아물 것인가가 큰 고민 요소이기 때문이다. 이 때문에 의료진이나 병원을 선택하는 데 있어 신중해야 함은 환자로서 당연한 일이다. 그러나 너무 큰 걱정으로 안면거상술을 포기할 필요는 없다. 의료 기술이나 수술 기법 등은 점차 발전하고 있고, 그것에 맞게 의사들 역시 실력 향상을 위해 노력하고 있기 때문이다. 공신력 있는 기관에서 허가를 받은 전문 의료진에게 받는 수술이라면 절개 흉터에 대해 너무 큰 걱정을 할 필요는 없다.

3

비수술적 안티에이징 vs 수술적 안티에이징

앞서 동안을 꿈꾸고, 노화를 되도록 막고자 하는 것이 사람의 본성이라는 이야기했었다. 안면거상술 역시 이처럼 노화된 피부를 주름이 없는 상태로 돌리려는 시술이라 할 수 있는데, 앞서 잠깐 언급한 대로 안티에이징 효과를 주는 성형 방법에는 안면거상술만 있는 것이 아니다. 안티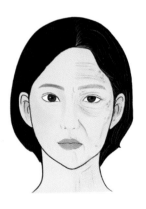에이징의 방법에는 비수술적 방법과 수술적 방법이 있다. 비수술적 방법에는 고주파, 레이저로 피부에 열을 가하여 콜라겐 수축 및 재생을 유도하는 방법이나 실을 이용한 실 리프팅이 가장 흔하게 사용된다. 이번 장에서는 리프팅 성형법의 종류와 특징에 대해 간단히 알아보고, 안면거상술과 어떠한 차이가 있는지 알아보자.

비수술적 안티에이징

고주파 레이저, 실 리프팅이 대표적인 비수술적 안티에이징이라고 할수 있다. 두 시술의 가장 큰 공통점은 진피층에서 피부주름 개선을 도모한다는 것이다. 이 점 덕분에 세 방법은 비수술적이며 마취와 절개의 걱정이 없고 회복 시간이 짧다는 장점과 지속성이 떨어지며 원하는 만큼만족스러운 리프팅이 되지 못할 수 있다는 단점을 동시에 지니고 있다.

ⓐ 고주파를 이용한 안티에이징

고주파 리프팅은 슈링크, 울쎄라, 써마지, 튠페이스, 리펌 등이 있다. 고주파 혹은 고주파를 이용하여 피하 및 진피층에 열을 전달하는 리프팅 방법이다. 흔히 진단 도구로만 생각하는 경향이 있는데, 원래 암 치료에 사용될 정도로 피부 깊숙한 곳까지 영향을 줄 수 있는 기구다.

이러한 기전을 바탕으로 다양한 HIFU(고강도 직접 초음파) 제품들이 등장히는데, 피부 안쪽으로 초음파 파장을 침투시켜 열 응고 지점을 형성한다. 쉽게 말해 피부 안쪽을 태우는 것인데 의도적으로 만든 상처 부위에 재생이 일어나게 된다. 콜라겐과 탄력 섬유 등이 재생성 됨으로써 피부탄력이 회복되는 것이며 지방 또한 태울 수 있어 피부 윤곽 개선에도 효과를 볼 수 있다.

피부에 열 자극을 전달함으로써 피부탄력에 영향을 주는 콜라겐 성분을 재생시키면서 처져 있는 피부가 일시적으로 올라가는 듯한 효과를 주도록 하는 것이다. 팔자 주름, 심술보, 턱선, 목 밑 등 어느 정도 피하층의 두께가 있는 안면의 모든 부위에서 효과를 볼 수 있다.

기본적으로 마취가 필요 없는 간단한 시술이며 스탬프를 찍듯이 꾹 꾹 눌러가며 고주파 자극을 준다. 환자마다 차이는 있겠으나 기본적으로 톡톡 쏘는 듯한 느낌을 주며 비교적 다른 시술에 비해 통증이 적다는 장점이 있다. 시술 시간도 30분 이내이며 시술 간격 또한 2주~한 달 간격으로 3회를 권장한다. 이때 유지 기간은 대략 6개월 정도로 보고 있다.

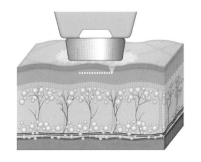

직후에 경미한 홍반이나 부종, 작은 멍이 생길 수 있다. 미세한 바늘로 콕콕 찌르는 듯한 불쾌한 통증이 있을 수 있으나 경미한 정도이기 때문에 마취 크림으로 해결할 수 있다. 재생 시간이 필요하므로 시술 후 3개월 정도에 가장 효과가 두드러진다. 물론 사람마다 재생 속도와 재생 정도가 달라서 그 효과를 확언할 수는 없다. 브이라인을 만들고 피부 탄력을 회복하고 싶다면 추천할 만하다. 그러나 만약 볼살이 적은 편이고 지방층의 소실이 걱정되는 환자라면 오히려 역효과를 줄 수 있다.

주사 시술이나 실 리프팅에 거부감이 있는 경우, 통증과 상처에 예민한 경우에 주로 받는 편이며, 상처 없이 시술 직후 효과를 볼 수 있다는 점에서 리프팅을 처음 접해보는 환자들에게 선호도가 높은 편이다. 부작용이 많은 시술은 아니나 붓기, 열감, 가려움증, 안면 홍조 등의 증상이 있을 수 있음을 인지하고 받는 것이 좋다. 시술 후 음주나 운동 등 자극적인 활동은 조심하는 것이 좋고 일주일 동안 경락이나 마사지는 되도록 참는 것이 좋다.

ⓑ 실 리프팅을 통한 안티에이징

실 리프팅은 20~30대에 보통 추천되는 편이다. 40~50대에 할 수 없는 것은 아니나 이 시기는 실 리프팅이 적합한 연령층은 아니다. 피부탄력이 너무 떨어진 상태에서 실 리프팅을 하면 시술 후 부자연스러움과 부작용이 더욱 가중될 수 있기 때문이다. 이런 경우에는 안면거상술이 더 효과적일 수 있다. 실 리프팅은 브이라인, 이중턱, 팔자 주름 등 얼굴형, 윤곽의 개선을 목적으로 할 때 도움이 된다.

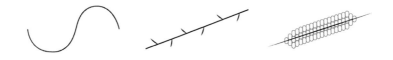

실의 종류에는 여러 가지가 있으나 크게 세 가지로 나눌 수 있다. 일반형, 돌기형, 볼륨형으로 나눌 수 있고 각각의 특징이 있다. 일반형은 리프팅 효과가 셋 중에 가장 미미하다. 대신 피부탄력을 개선하는 데에 탁월하다. 수백 개의 실을 피부에 넣어 콜라겐과 엘라스틴의 형성을 유도하는 역할을 한다. 돌기형이 일반적으로 알고 있는 리프팅 실이다. 갈

고리로 밑에서 걸어주고 위에서 당겨준다. 일반형과 돌기형은 6개월에서 1년 정도 지나면 피부 안쪽에서 녹아 없어진다. 볼륨형은 꺼진 부위를 채워주는 데에 탁월하다. 다른 제품에 비해 이물감이 있는 편이지만 시간이 지나면 녹아 없어진다. 실이 있었던 볼륨은 콜라겐 성분으로 채워진다.

코그실 리프팅은 필요 없는 부위를 제거하는 거상술과는 달리 끌어올린 살이 광대 부위에 고정되기 때문에 얼굴이 옆으로 넓어 보일 수 있다는 단점이 있다. 광대가 발달한 환자라면 실 리프팅이 맞지 않을 수 있으며 시술자와 반드시 충분한 상담을 해야 한다.

시술자가 실을 과도하게 당겼을 경우 시술 부위의 꺼짐 현상이 생길 수 있고 피부가 울게 되는 경우가 있다. 시술 부위가 꼭 집힌 듯한 모양을 dimpling, 실이 얕게 들어가거나 피부가 울어 보이는 것을 tethering이라고 한다. 시술 직후에는 보통 생기지 않지만, 수술 후 시간이 오래 지나면 딤플링이나 테터링이 자리 잡게 될 수 있다. 이런 경우 안면거상이 흔적들을 없애는 방법이기도 하다. 실 리프팅은 특히 시술자의 경험에 따라 결과 차이가 큰 편이다. 대부분 실은 시술자가 익숙하고 가장 잘할 수 있는 것을 사용하며, 실의 개수 또한 시술자가 결정한다. 시술자의 디자인 실력과 숙련도에 따라 결과가 달라지기 때문에 부작용을 최소화하고 싶다면 의료진 선정에 신중을 기해야 한다.

수술적 안티에이징

실 리프팅, 레이저 리프팅 등의 시술 등은 늘어진 피부 표면을 정돈하는 데는 도움을 줄 수 있다. 그러나 효과가 일시적인 편이다. 또한, 노화에 직접 관여를 하기엔 부족하며, SMAS층과 같이 깊은 조직의 탄력 개선에는 영향을 미치기가 어렵다. 따라서 원하는 만큼 안면 조직의 리프팅이 완벽하리라는 기대는 할 수 없고, 유지 기간 또한 길지 않다는 단점이 있다. 시술은 환자의 피부 안에 의도적으로 상처를 내고 환자 피부의 자생력에 기대는 방법이기 때문이다. 환자의 피부 재생능력에 따라 결과에 차이가 있을 수 있고 아무리 시술자가 정밀한 측정을 한다 해도 오차범위가 존재하기 마련이다.

그에 비해 안면거상술은 수술적 안티에이징 방법에 속한다. 원하는 효과와 유지 기간을 가지기 위해서는 반드시 수술적인 방법이 필요하다. 즉 절개가 들어가는 안면거상만이 유일한 방법이다. 절개하고 SMAS를 처리해야 원하는 얼굴의 모양을 만들 수 있다. 하나를 줘야 하나를 받을 수 있는 것은 시술에서도 마찬가지다. 비침습적이며 회복 기간이 짧은 안티에이징은 침습적 방법보다 당연히 효과가 떨어질 수밖에 없다.

"안면거상술은 유일한 피부 정돈 및 탄력 회복 '수술'이다."

앞서 말한 바와 같이, 안면거상술은 수술적인 안티에이징 방법이다. 따라서 어떤 리프팅 시술보다도 늘어진 볼살, 처진 팔자 주름과 턱살, 주름을 개선하는 데에 효과적이다. 조금 더 정교한 효과를 오랫동안 누리려면 반드시 수술적 방법이 동반되어야 하는데, 안면거상술은 가장 전통적이면서 확실한 방법의 주름성형인 셈이다.

안면거상술의 장점은 귀 주변 절개를 통해 ⓐ 흉터를 최소화하고 ⓑ 뼈를 건드리지 않으면서도 얼굴을 작고 날렵하게 만드는 효과를 얻을 수 있다는 점이다. 피부와 지방의 처짐을 발생시키는 얼굴의 구조물, SMAS층과 유지 인대를 당겨 노화 전의 상태로 돌려주기 때문이다. 더불어 추가로 피부 박리를 하거나 지방을 채취해 앞 광대나 이마 등에 이식해주면 그 효과가 극대화된다. 이 부분에 대해서는 다음 파트에서 자세히 다루겠다.

사람마다 피부의 탄력 저하 정도도 다르고 고민으로 꼽는 부위와 범위가 다르므로 어떤 절개 방법과 고정 방법 등을 통해 탄력 고민을 해결할 것인지가 관건이다. 안면거상술은 전체적인 조화와 균형을 고려해 리프팅 방향과 얼굴라인을 설정해야 하는 만큼 성형외과 전문의와 충분한 상담으로 결정되어야 한다. 더불어 안면신경과 해부학적 구조를 정확하게 인지하고 임상경험과 노하우가 풍부한 전문의를 통해 수술을 받아야만 높은 수술 만족도를 기대할 수 있다.

*
*
*

4

안면거상술과 가장 많이 병행하는 수술

옷을 옷걸이에 거는 상상을 해보자. 어떤 모양이 되는가? 옷걸이가 받쳐주는 부분은 구김 없이 펴져 있는데, 옷걸이가 받쳐주지 못하는 부분은 아무렇게나 축 늘어져 있는 것을 볼 수 있을 것이다. 얇은 옷은 잔주름이 많이 생기고, 두꺼운 옷은 일부 매끄러운 표면을 유지할 수도 있겠으나 또 어떤 부분에는 굵직한 주름이 잡힌다. 지구 상의 모든 곳에 중력이 작용하는 탓이다. 지구에 중력이 작용하지 않는다면 옷은 아마 둥둥 떠 있게 될 것이다.

지구 상의 모든 물체는 지속적으로 중력의 영향을 받는다. 그래서 오래된 것은 늘어지고, 처지며 바닥으로 향한다. 사람의 얼굴도 예외일 수 없다. 노화가 진행될수록 살이 연하거나 많은 부위는 점점 처지게 된다. 뼈가 받쳐주는 부분, 머리 같은 부위에는 주름이 그다지 많이 생기지 않으나 뼈가 아닌 지방과 근육에 의지하고 있던 부분은 노화에 따라 자연스레 주름이 생긴다. 턱은 처지고 볼살이 아래로 늘어지며 이마와 눈가에 집중적으로 주름이 생긴다. 목 부위에도 나이테처럼 한 해 한 해가 지날 때마다 주름이 쌓인다. 피부를 탱탱하게 받쳐주던 지방도 빠져 홀쭉해진 느낌을 지울 수 없다. 이런 면에서 본다면 안면거상술은 세월과 중력에 정면으로 거스르는 고마운 수술이다.

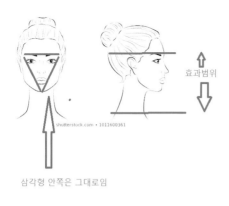

삼각형 안쪽은 그대로임

안면거상술에 의해 직접 효과가 있는 부위는 왼쪽 그림을 참고할 수 있다. 눈썹부터 목까지의 범주 안에서 눈썹 양 끝과 턱 끝을 잇는 삼각형 안쪽은 이목구비를 제외하고 영향을 미친다. 즉, 처진 볼과 목을 팽팽하게 끌어당겨 불독살이나 팔자 주름, 브이라인, 목선까지 영향을 미친다.

그러나 환자 중에는 이러한 경우도 있을 것이다. 조금 더 완벽한 동안 상을 유지하고 싶다거나, 앞서 기술한 부위 외의 처진 부위를 개선하고 싶다거나 말이다. 삼각형 라인 안에 들어가는 처진 눈가, 이마의 주름 등은 어떻게 해결해야 한단 말인가? 이러한 고민을 하는 환자라면 이번 파트가 매우 중요하다. 바로 온전한 동안 상을 만들기 위해 환자들이 안면거상술과 함께 주로 받는 수술을 소개할 것이기 때문이다.

주된 내용은 ⓐ 이마거상술, ⓑ 상안검수술, ⓒ 하안검, ⓓ 목거상술이다. 여기에 지방을 채취해 앞볼 팔자, 인디안 주름, 이마 등에 이식해주는 ⓔ 지방 이식술 또한 도움이 된다.

본래 안면거상술은 이마거상술과 목거상술을 포함하는 것이나, 상세한 설명을 하기 위해 따로 분류하고 이번 장에서 설명을 보강하고자 한다. 환자들이 안면거상술과 병행했을 시 동안 효과를 줄 수 있는 다양한 시술에 대해 알아보자.

병행할 수 있는 성형술의 종류와 특징

ⓐ 이마거상술

이마가 처지면 상안면부는 전반적으로 노화가 가속된다. 이마의 영향으로 눈썹, 눈꺼풀, 미간, 눈가까지 영향이 기기 때문이다. 그래서 쌍

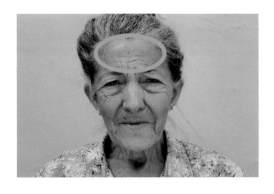

꺼풀을 받으러 왔다가 이마거상을 추천받는 경우도 왕왕 있다. 이마거상술을 받는 환자들은 대부분 이마에 콤플렉스를 가지고 있는 경우가 많다. 가볍게는 이마가 좁아 고집스러워 보인다거나, 사나워 보인다는 말을 많이 들었다는 환자들도 있다.

또는 눈을 뜰 때 눈꺼풀의 힘이 아닌 이마 근육을 이용하는 구조적 문제를 안고 있는 경우도 있다. 이 경우 이마를 자꾸 사용하면서 이마에 주름이 잘 생기게 되어 이마가 팬다. 옆에서 보았을 때 눈썹 부분이 원시인처럼 돌출되어 콤플렉스라는 환자분도 있었다. 외에도 눈썹이 비대칭이거나 양 눈썹의 기울기가 다른 경우에도 이마거상술이 추천된다. 이마거상술을 받으면 눈매가 또렷하게 보이며 눈썹의 위치가 올라가 자신감이 있어 보이고 매끈하고 동그란 이마를 만들 수 있다.

ⓑ 상안검수술
눈 근육은 고무줄 같은 팽팽함을 이용해 눈을 뜬다. 그런데 고무줄

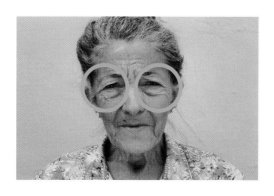

이 낡으면 늘어나게 되고 이로 인해 힘이 잘 전달되지 않기 마련이다. 이처럼 나이가 들어 눈꺼풀이 무거워지면 안검하수 현상이 생길 수 있다. 눈꺼풀을 들어 올리는 근육이 선천적 또는 후천적으로 약해서 눈꺼풀이 처지는 것을 말한다. 심하면 속눈썹이 눈 안쪽으로 파고 들어가 눈을 찌르기도 한다. 이러한 증상이 있는 환자는 대부분 외관적으로 피곤해 보이고, 눈꺼풀이 시야를 가려 눈이 작아 보일 수 있다.

이때 고무줄의 낡은 부위를 잘라내고 더욱 팽팽하게 만들어서 힘을 키울 수 있다. 이것이 바로 상안검수술의 원리다. 즉 눈 근육의 장력을 조절해 눈 뜨는 힘을 강화하는 것이다. 처진 피부와 불필요한 지방을 제거하여 눈매 또한 예쁘게 만든다는 장점이 있다.

그러나 상안검수술은 쌍꺼풀 수술이 아니다. 둘을 혼동하는 때도 있는데 둘은 전혀 다른 수술이다. 쌍꺼풀 수술은 쌍꺼풀이 없는 눈에 라인을 만들어주는 수술을 말한다. 반면에 상안검수술은 상황에 따라 쌍꺼풀 라인을 만들기도 하지만 노화로 인해 처진 눈꺼풀을 개선하는 목적이 가장 크다.

ⓒ 하안검

눈 밑에 지방이 두둑해 보여 심술궂어 보이는 인상이거나, 눈 밑 피부가 늘어져 있어 주름이 많이 생기고 더 나이 들어 보이는 경우, 늘어진 피부가 그늘을 만들어 다크써클이 더욱 짙어 보이는 경우에는 하안

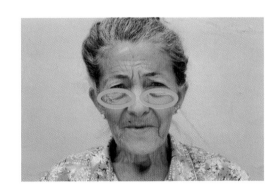

검수술을 고려해볼 수 있다. 하안검수술은 눈 밑 늘어진 피부를 제거, 볼록한 지방을 제거한 뒤 재배치하고 늘어진 근육을 고정해 주름을 편 후 봉합해 눈 밑을 매끈하게 만든다. 이에 눈 기능 개선과 함께 인상이 밝아지는 효과가 있다.

ⓓ 목거상술

목거상술은 노화로 인해 늘어진 목 피부를 탄력 있게 끌어올려 주는 것과 동시에 이중 턱과 목주름을 한 번에 해결해줄 수 있어 노년층은 물론 중장년층 사이에서도 만족도가 매우 높은 수술이다. 일반적으로 목주름은 피부 표면에만 국한된 문제가 아니라 심부에 있는 근육 즉, 활경근이 약화되면서 벌

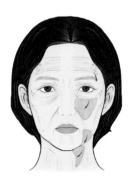

어지는 경우가 많은데, 목거상술은 이러한 근육을 직접 교정하기 때문에 목주름에 탁월한 효과를 발휘하는 시술이다. 턱밑이 불룩한 경우에

도 피하지방뿐만 아니라 활경근 밑의 심부 지방과 근육 및 림프절의 절제로 턱의 깊이를 더 깊게 하여 이상적인 목의 모양을 만들 수 있다.

목거상술은 목의 피부탄력도, 피부두께, 주름의 방향과 깊이, 이중턱 유무 등에 따라 시술법이 달라질 수 있다. 목주름이 깊지 않은 경우라면 목거상술 대신 보톡스나 필러 시술 등이 더욱 효과적일 수 있다. 하지만 목주름이 특히 세로로 심하거나 이중턱이 있는 경우, 장기적으로 효과가 지속되기를 원하는 경우라면 처음부터 목거상술을 선택하는 것이 유리하다. 선천적으로 목에 주름이 많거나 잘못된 생활습관으로 목주름이 심해진 경우, 안면윤곽술이나 양악수술 후 살 처짐으로 얼굴이 커 보이는 경우에 눈에 띄는 개선 효과를 볼 수 있다

ⓔ 지방 이식술

노화가 진행된 사람들은 처짐 현상과 함께 '지방 꺼짐' 현상도 겪게 된다. 원칙적으로 안티에이징 수술은 떨어져 나온 조직을 끌어올리는 데 목적이 있고 꺼짐 현상이 일어난 부위의 지방과 연조직을 채워주는 것을 목적으로 한다. 따라서 지방 이식 역시 'Lift&Fill'의 목적으로 접근할 수 있다. 'Lift'가 거상술의 역할이라면 'Fill'의 역할이 지방 이식인 셈이다. 지방 이식은 연조직을 채워주는 가장 쉽고 확실한 방법으로 주로 꺼지는 앞 볼 부위, 팔자 부위, 옆 볼 부위, 인디안 밴드, 관자 등을 채워주는 데에 효과적이다.

레이저 리프팅, 필러 등의 시술은 공통적으로 6개월에서 1년마다 재시술을 해야 그 상태가 유지된다. 필러의 경우 이물감과 부작용에 대한 걱정도 적지 않은 편이다. 그러나 지방 이식술은 이물감, 부작용에 대한 걱정이 없다. 특히 자가 지방 이식은 내 몸의 자가 지방을 추출하여 부족한 부위에 이식하는 수술이기 때문에 이물감이 들지 않으며 반영구적으로 볼륨이 유지된다는 점이 장점이다.

리프팅 목적의 지방 이식 수술과 생착률

환자들이 때때로 자가 지방 이식을 한 경우 피부에 흡수되어서 그 효과를 얼마 보지 못하는 것 아니냐는 말을 종종 하곤 한다. 그러나 지방 이식의 생착률은 환자의 나이, 건강상태, 생활습관, 지방의 채취부위, 이식된 부위 등 여러 요인에 의해 달라진다. 보고된 바로는 50~60% 정도가 생착된다고 알려져 있으며 대부분은 첫 수술에 지방을 추출하여 보관해 두었다가 2차 지방 이식까지 사용할 수 있다. 대부분 2차까지 지방 이식을 진행하면 원하는 볼륨을 얻을 수 있으며 지방 이식을 한 후 1달 정도 경과되어 얼굴에 생착된 지방세포들은 더 흡수되지 않는다. 지방 이식은 해당 부위의 지방세포의 수를 늘려 주는 것으로 생착되고 난 후 살이 찌면 지방세포의 크기가 커지면서 같이 찌고 살이 빠지면 지방세포의 크기가 줄어들게 되어 같이 볼륨이 줄게 된다. 또한, 흡연 및 음주는 생착률을 떨어뜨리는 가장 확실히 알려진 요인이며 입 근처나 이마주름 근처같이 많이 움직이는 부위 역시 생착률이 떨어진다. 따라서 지방 이식 이후에는 흡연 및 음주를 금하고, 마사지나 심한 운동을 하는 것도 피해야 한다.

병행 여부는 언제나 상담을 통해 결정하자

이상은 일반적으로 더 나은 외모를 가꾸고 사회생활의 불편을 줄이기 위해 많은 환자가 함께 받는 수술이다. 안면거상술만 시행한 경우 수술 후 만족도가 높지 않은 사례들이 간혹 있다. 이러한 환자들의 경우는 대체로 드라마틱한 변화를 기대한 분들이 실망하는 때도 있다. 또는 시술받은 부위는 만족스러운데, 안면거상술이 영향을 끼치지 못하는 범위의 오점이 더 눈에 두드러진다고 느끼는 예도 있다. 이를테면 안면거상을 한 부위는 탱탱한데 눈, 코, 입, 이마 위에 있는 주름이 더 두드러져 보인다는 것이다. 이러한 분들은 병행 수술이 필요한 사례라고 할 수 있을 것이다. 혹은 너무 많은 수술에 대한 부담감으로 걱정하는 때도 있다. 통증이 더 심하다거나, 회복이 느린 것으로 일상생활에 영향을 미칠 것을 우려한 경우다. 그러나 안면거상술에 이와 같은 수술을 병행한다고 해서 회복 기간에 차이가 나거나 부작용이 생기지는 않는다.

하지만 이러한 수술도 처음부터 환자의 니즈가 없으면 강하게 추천하지는 못한다. 한꺼번에 많은 수술을 권하면 과다 진료로 오해할 수 있고, 환자 본인이 각 부위에 어떤 불만을 품었는지 의사 자의적으로 판단할 수 없기 때문이다. 의사로서는 환자의 신뢰를 잃을 수도 있어 민감한 부분이고, 환자가 원하는 얼굴상이 아닌 관계로 잘못된 콤플렉스를 심을 수 있으므로 강력하게 권하는 경우는 없다. 스스로 판단하기에 필요한 시술인가 고민해보고 결정하기를 바란다.

이 책을 통해 환자들이 상담 단계부터 신중히 접근할 필요를 느끼고, 해당 시술이 무엇인지에 대한 정보를 얻어가기를 바라는 마음으로 작성한 파트다. 이마거상, 상안검수술, 하안검, 목거상을 원하는 환자라면 차라리 수술이 끝나고 3개월 정도가 지나 경과 관찰 후 환자 본인이 원할 때 하는 것이 더 높은 수술 만족도를 끌어내리라 생각한다.

*

B

수술 프로세스

*
*
*

1

개선 부위 상담하기

　눈치를 챈 독자도 있을지 모르겠지만, 앞서 A 파트를 작성할 때, 각 장마다 마무리 단계에서 항상 '전문 의료진과 상담의 중요성'을 강조했다. 상담 단계는 정말 중요하다. 의료진에게 앞으로의 수술 방향을 결정하는 가늠쇠가 되어주며 환자에게 있어서는 만족도를 극대화하기 위한 필수 과정이기 때문이다.

　요즘의 병원에서는 상담전문 컨설턴트가 상주하며 불편한 점, 개선하고 싶은 부위와 정도 등에 관해 물어보고 주의사항 및 부작 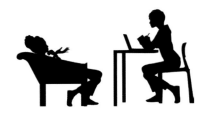 용 등에 대해 환자에게 설명해주는 편이다. 이후 시술자 역시 환자를 마주하고 1차 상담 단계에서 들은 내용을 토대로 본격적인 시술 계획을 환자와 공유한다. 간혹 이 단계를 의례적인 행위로 생각하여 두루

뭉술하게 답하거나, 의료진이 알아서 해줄 것이라고 맹목적인 맡기는 환자들도 있다. 그러나 어느 쪽이든 시술자로서는 비협조적인 상담이 되기 때문에 수술에 애로사항이 생길 수 있다. 환자로서도 적지 않은 돈을 들여 만족스럽지 않은 수술을 하게 된다면 손해인 것은 마찬가지다. 따라서 의료진도, 환자도 만족스러운 수술을 할 수 있으려면 상담 단계부터 꼼꼼히 신경 써야 한다.

상담 전 환자가 염두 해야 할 것

환자로서 상담 전에 염두에 둘 것 몇 가지를 기술해 보자면, 첫째, 안면거상술은 안면 전체를 개선하는 수술은 아니라는 것이다. 안면이면 안면 전체가 다 좋아져야 하는 것이 아닌가 생각할 수도 있겠다. 그러나 안면거상술은 하안면부와 중안면부를 개선하는 시술이다. 예를 들어 안면거상이라고 하더니 왜 이마나 눈가 위아래는 좋아지지 않느냐고 할 수는 없다.

둘째, 수술이냐 비수술이냐, 어디를 절개할 것이냐, 또는 병행할 수술 등을 결정할 때는 환자 혼자서 판단을 내릴 수 없다. 개인의 피부 상태, 노화의 정도, 시술 방법 등에 따라 효과가 달라질 수 있기에 의료진의 진단이 반드시 동반되어야 한다.

셋째, 그만큼 안면거상술은 의료진의 실력이 결과 좌우에 큰 영향을 미친다는 점을 염두해야 한다. 안면거상술은 안면신경과 근육에 손상이 가지 않도록 내부 조직을 세심히 다뤄야 하므로 난도가 비교적 높은 수술이다. 특히 안면거상술 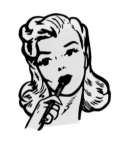 의 부위가 신경조직과 혈관조직으로 이루어져 있어 이를 충분히 고려 하지 않고 무리하게 수술을 진행하는 경우 불만족스러운 결과는 물론 안면마비, 출혈, 염증, 비대칭 수술 후 2차 부작용이 발생할 수 있다.

넷째, 본인이 생각하는 미적 기준을 명료히 하고, 그간 성형 관련 시술을 받은 것이 있는지 확인해오는 것이 좋다. 의료진의 관점에서 보는 심미적 얼굴과 환자가 원하는 미형에는 차이가 있을 수 있다. 이 때문에 보통 일반적으로 의료진은 무리한 수술을 권하지 않는다. 환자가 원하는 부위 개선을 위해 어떤 시술이 가장 적합한지 확인할 뿐이다. 시술자로서는 환자가 원하는 개선 방향에 맞추려면 얼마만큼, 어떤 부위를 중심으로 리프팅이 필요한지, 기존에 받은 시술은 무엇이 있었는지 등을 알아야 한다. 기존 시술 등으로 인해 부작용, 한계점이 있을 수 있기 때문이다.

환자는 이러한 이해를 바탕으로 시술에 들어가야 하므로 사전 상담이 필요한데, 안면거상술을 시행하여 본인이 만족하기 위해서는 수술로 얻고자 하는 환자의 목표가 먼저 명확해야 하겠다. 위 내용을 바탕으로 상담의 목표는 세 가지로 나눠서 접근하고자 한다. 바로 1. 충분히 개선되는 부위, 2. 리프팅 되는 정도, 3. 한계점에 관한 것이다.

환자와 시술자 간의 상담 목표

ⓐ 개선 부위

개선 부위에 대해서는 스스로 불편을 느꼈던 부위에 대해 정확히 시술자에게 설명해야 한다. 그러면 시술자 역시 해당 부위를 안면거상술을 통해 해소할 수 있는지에 대해 충분한 설명을 해줄 수 있다. 또는 불편 지점에 따라 굳이 안면거상술이 아니더라도 좀 더 저렴한 가격에, 안전한 방법으로 해소할 수 있는 방향을 찾아줄 수도 있다. 안면거상술은 보통 처진 피부, 깊게 팬 주름, 늘어진 근육 등을 개선하는 효과가 있다. 이 중에서도 무엇이 가장 불편한지, 어떤 부위가 특히 거슬리는지 등을 명확히 알려주면 의료진이 수술 시 우선순위를 정할 수 있어 큰 도움이 된다.

그런데 때로는 개선이 어려운 때도 있다. 예를 들어 불법 시술의 부작용으로 인해 불편을 겪는 경우가 대표적이다. 오른쪽의 덩어리가 사진은 피부 실리콘 아래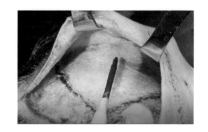

쪽으로 노랗게 보이고 이로 인한 이물감을 느껴 재수술을 받고 싶다는 환자의 피부다. 그러나 실리콘이 주입된 부분이 안면신경이 지나가는 자리이기 때문에 제거할 수 없는 사례다.

이 경우는 주로 친한 지인을 따라 미용실에 가서 받았다는 분들이 대부분인지라 필자도 사실대로 이야기해주어도 될지 고민이 되곤 한다. 불법 시술인 경우 공업용 실리콘인지 모르고 주입을 받는 환자들이 있는데 이런 경우는 실리콘 제거가 어렵다고 보아야 한다. 이때 수술을 위해 피부를 열어보면 위 사진처럼 공업용 실리콘이 덩어리진 채 발견되곤 한다. 이때는 안면거상술로 리프팅을 하더라도 실리콘의 이물감이 남아있게 된다. 필자는 비유적으로 표현하여 이해를 돕곤 하는데, 케이크 빵에 촛농이 떨어진 경우를 생각해보라고 한다. 촛농을 떼어낼 때 위의 크림이나 빵(정상 조직)까지 같이 떼어지는 게 당연하기 때문이다. 케이크야 일부 떼어내고 먹어버리면 그만이지만 사람의 얼굴에는 안면신경 등의 중요 구조물이 존재한다. 실리콘을 제거하려다가 손상되면 안 될 정상 조직을 건드리게 되는 수가 있다. 그래서 이 경우는 환자가 이물감과 같은 불편을 겪는 것을 알아도 개선이 어려울 수 있다. 안타까운 사례다.

안면거상술을 다른 곳에서 받았는데 결과가 마음에 들지 않아 재수술을 원하는 일도 있다. 이 경우에도 처음 시술보다 어려워진다. 안면거상술은 안면신경과 관련성이 매우 높고, 다른 정적인 미용성형과 달리 동적인 수술이다. 뼈를 깎거나 볼륨을 채워주는 시술과 달리 중력과 피부 및 지방의 이동 경로를 잘 이해해야 가능한 수술이다. 그런데 앞선 수술에서 전형적이지 않은 절개가 이루어졌거나, 박리를 너무 얇게 했거나, 조직에 흉터가 많은 경우 등에는 재수술을 해도 환자 만족도를 100% 채울 수 없다. 이 경우 의료진으로서 어떠한 결과를 얻게 될 것인지 잘 설명하는 것이 중요하다.

ⓑ 리프팅 정도

리프팅 정도에 대해서는 동서양적 차이를 이해할 필요가 있다. 서양인과 동양인은 우선 얼굴의 생김새가 다르다. 우선 서양인의 얼굴은 삼각형에 가깝다. 코가 높고, 머리 형태가 앞뒤로 긴 장두형을 가졌다. 동양인의 경우는 다르다. 코가 낮고 머리가 양쪽으로 넓은 단두형으로 사각형에 가깝다. 따라서 얼굴 너비가 같아도 동양인이 서양인과 비교하면 상대적으로 얼굴 면적이 더 넓어 보이게 된다. 이러한 모양, 두상의 차이는 리프팅 정도와도 관련이 깊다.

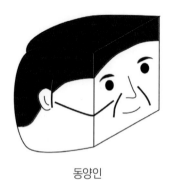
동양인

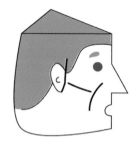
서양인

서양형 얼굴은 귀 앞에서 당긴 힘이 코앞까지 쉽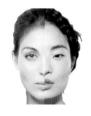
게 전달된다. 그러나 동양형 얼굴은 얼굴 안의 조직
이 단단하게 차있고 정육면체에 가까운 두상을 하
고 있으므로 귀 근처에서 당기는 힘이 코앞까지 전
달되는 것이 어렵다. 따라서 서양형 얼굴은 박리를 덜 해도 리프팅이
쉽다. 그러나 동양형 얼굴에 가까울수록 리프팅을 위한 절개 부위가
더 넓어진다. 동양형 얼굴의 경우 자연스럽고 예쁜 박리를 위해서는 스
마스를 얼굴 가운데까지 박리하고 당긴 후 뒤로 넘겨주어야 한다.

ⓒ 한계점

안면거상술은 난도가 높은 수술이며, 동적 시술이기 때문에 어떤
의료진을 만나느냐에 따라 한계가 있을 수 있다. 피부의 인장 정도, 조
직의 치밀성 등에 따라 피하층의 박리의 범위, 스마스의 박리 범위 및
당기는 방향, 당기는 힘의 세기 등에 따라 외형이 달라지고, 또 환자마
다 절제할 피부 및 스마스의 양이 다 다르다.

디자인

위와 같은 상담의 내용을 바탕으로 수술에 들어가기 전에 시술자는
환자의 얼굴을 '디자인'한다. 아래 사진은 필자가 수술 전 디자인하는
장면이다. 상담 이후 어떠한 방식으로 디자인이 얼굴에 적용되는지 안

내하기 위해 필자의 디자인 과정을 대략 기술하고자 한다.

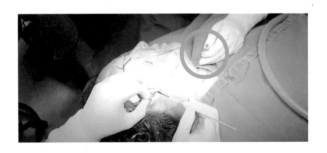

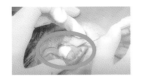 우선 빨간 동그라미로 표시한 보라색 잉크를 얇은 봉으로 찍어 절개 라인을 디자인한다. 필자는 되도록 이주의 모양을 고려하는 편이다. 귀의 오목한 곳과 볼록한 곳을 잘 이용하면 절개 부위가 잘 보이지 않도록 디자인할 수 있다. 일반적으로는 이주 뒤로 디자인하여 흉터를 감추는 편이다. 이주가 서 있거나 귀 앞쪽에 수염이 있는 남성의 경우는 이주 앞쪽을 절개 한다. 즉 환자에 따라 다른 절개가 이루어진다.

목 디자인은 반대편까지의 박리를 같이 고민해야 한다. 오른쪽 목과 왼쪽 목이 균형 있게 만날 수 있도록 디자인하면 목선의 샤프함을 더욱 강조할 수 있다.

관자 부분 디자인은 구레나룻이 뒤로 밀리는 것을 방지할 수 있다. 또한, 관자 쪽을 자연스러운 모습으로 만들 수 있어, 헤어라인 앞쪽 대

세월을 돌리는 마법, 안면거상술

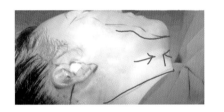

신 사용하는 편이다. 헤어라인을 따라 절개 라인을 넣으면 흉이 도드라져 보일 수 있어 특수한 경우를 제외하고는 거의 사용하지 않는다.

이후 마취를 하고 이 라인을 따라 절개 및 박리가 이루어진다. 지방흡입이 필요한 경우에는 지방을 제거하고 박리를 한다. 결국은 환자의 1:1 맞춤형 수술이 될 수밖에 없으며 이 모든 것은 시술자의 노하우 및 경험을 근간으로 하므로 반드시 경험 많은 성형외과 전문의에게 수술을 받아야 한다. 수술 전 상담에서 시술자와 함께 디자인하며 콘셉트 및 수술의 영감을 잡아야 한다. 또한, 되도록 부작용이 없어야 하지만, 만약을 대비하여 부작용이 있을 때 사후처리 여부 또한 확실히 확인해 두기 바란다. 더 안정적인 결과를 만들기 위해서는 안면거상술에 대한 숙련도가 높은 성형외과 전문의가 상담부터 수술까지 직접 담당하는 곳이 좋으며, 외에도 안면거상술에 필요한 체계적인 수술시스템을 갖추고 있는지, 환자별 모니터링 및 사후관리가 제대로 진행되는지 등을 확인하는 것이 좋다.

*
*
*

2

절개 부위를 최소화하는 방법은 없을까?

보통 안면거상술을 시행하는 사람 중에는 절개 라인으로 인해 고민하는 경우가 많다. 이처럼 절개 라인이 드러날까 부담된다면 절개 라인은 숨기고 효과를 높일 수 있는 short scar facelift, 미니 안면거상술을 선택할 수 있다. 기존의 통상적인 의미의 안면거상술을 Classical facelift, 전통거상술이라고 부른다면, 전통거상술과 미니거상술의 가장 큰 차이는 '절개 범위'라고 할 수 있겠다. 전통거상술이 얼굴 근육이나 피부를 당겨주기 위해 가감 없이 기존의 방법을 따라 진행하는 방식이라면 미니거상술은 기존 거상에서 시행하는 절개 라인보다 확연히 작은 부분을 절개해 수술을 축소시킨 것이다.

전통거상술은 사진 중 왼쪽에서 보이는 바와 같이 나이가 들어 턱선이 많이 무너졌을 때 받기 좋은 시술이다. 머리 안쪽부터 귀 뒤쪽까지 이어진 절개 라인이 오른쪽 미니거상술에 비해 당연히 길다는 점을 알

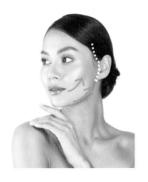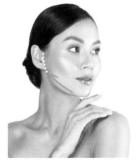

수 있다. 미니거상술은 그에 비해 짧은 절개 라인을 특징으로 한다. 하악 부분 턱선이 무뎌진 경우 최소절개로 효과를 누릴 수 있다는 장점이 있다.

본래 '미니거상술'이라는 시술이 전통거상술과 다르게 따로 존재해온 것은 아니다. 안면거상술이 필요한 환자는 피부조직뿐만 아니라 근육층까지 주름이 생긴 경우인데, 이들은 스마스 근육층을 교정하기 위한 박리 과정을 포함하고 있다. 그런데 안면거상술은 사람마다 적용되어야 할 부위나 정도가 다르기에, 환자에 따라 각기 달리 적용되어 온 시술이다. 안면거상술이 필요하지만, 그 정도가 심하지 않아 절개를 최소화하고 리프팅 효과를 주는 안면거상술을, 환자들의 이해를 돕기 위해 '미니거상술'이라는 이름을 붙인 것이다.

이번 장의 제목이 절개 부위를 최소화하는 방법이라고는 붙였으나, 이는 환자나 의사가 결정하는 것이 아니다. 절개 부위는 피부노화 정도와 수정을 원하는 정도에 따라 결정된다. 이번 장은 미니거상술에 대한 소개와 전통적 안면거상술 간의 비교를 중심으로, 미니거상술이 무엇인지 알아보자.

미니거상술의 등장 배경

전통적 안면거상술은 귀 앞과 귀 뒤쪽의 절개가 이루어진다. 따라서 긴 절개 라인에 맞게 눈썹 아래부터 목까지 넓은 교정 효과를 볼 수 있다. 과거에 스마스층의 박리 과정 없이 지방층 박리까지만 진행하고 피부조직만 당겨서 교정하기도 했다. 그 결과 근육층의 주름은 그대로여서 얼굴 피부가 울퉁불퉁하게 울거나 리프팅 효과가 생각만큼 오래가지 못했다.

그러나 의료 기술의 발달과 다양한 임상 시험의 결과로, 현재에 이르러서는 얼굴 안쪽으로 폭넓게 피부조직의 지방층을 박리 하므로 유지 인대와 천층근막의 조직을 교정하기가 수월하다. 오른쪽 사진은 안면거상술을 받는 환자의 수술 장면이다. 양손의 포셉으로 유지 인대에서 분리시켜 판상 형태로 만든 스마스층을 잡고 있다. 이 피부 안쪽 스마스를 당겨 리프팅 교정 후 남는

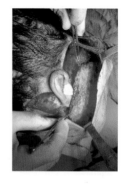

조직은 절개 후 봉합을 한다. 이 경우 얼굴 전체의 전반적인 주름이 개선되고, 10년 이상의 반영구적 리프팅 효과를 유지할 수 있다.

다만 그만큼 절개 라인이 넓어서 붓기와 흉터의 염려가 있으며 회복 또한, 최소 일주일 이상의 휴식 기간을 거쳐야 한다. 물론 지금의 안면거상술 또한 간단히 할 수도 있다. 피부만 자를 수도 있고 스마스도 많이 박리 하지 않고 단순히 접어서 접합하는 등의 방법이 있을 수 있다. 그러면 회복 기간도 적고 수술 시간도 짧겠지만, 효과가 미미하고 지속 기간이 짧아진다. 또한, 칼귀, 비후성반흔, 흉터 벌어짐 같은 합병증이 유발되기도 한다.

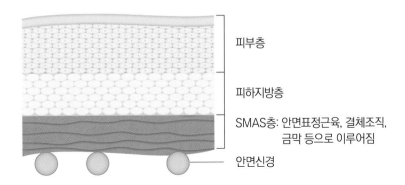

과거에 스마스 박리 없이 지방층 박리만 이루어졌던 이유는 '안면신경' 때문이다. 스마스 바로 바닥 면에는 얼굴의 표정근을 움직이는 안면신경이 지나간다. 지금도 경험이 없거나 임상 수술 경험이 부족한 시술자라면 쉽게 스마스 박리 범위를 크게 늘리지 못한다. 안면신경 장애는 환자에게 절대적으로 치명적이며 영구장애를 남길 수 있는, 성형외과 의사로서는 상상하기도 싫은 부작용이다. 또한, 수술 후 붓기를 최소화하려면 정확한 스마스의 단면을 찾아서 신경이 다치지 않게 신속하게 바닥에서 분리하는 박리가 필수적이다 따라서 시술 경험이 부족하면 스마스층을 쉽게 들 생각을 못 하거나 조심하느라 수술 시간이 굉장히 길어지게 된다.

일반적으로 미니거상술과 안면거상의 선택은 얼굴 전체의 주름제거가 목적인지 아니면 국소부위의 주름 개선 목적인지에 따라서 달라진다. 그런데 미니거상술은 최소절개를 통해 이루어다 보니 더욱 시술자의 실력에 많이 좌우된다. 기본적으로 미니거상술은 일반거상술과 같은 폭넓은 박리가 거의 불가능하다. 안면거상수술 시 얼굴의 표정을 만들어주는 신경인 안면신경이 손상되면 안면마비 등의 심각한 문제를 초래할 수 있다. 이러한 두려움 때문에 필요한 부위의 박리와 교정을 제대로 진행되지 않아 결국 효과가 미비하게 나타나는 사례 또한 잦다. 미니거상술은 이에 대한 충분한 경험이나 지식이 없으면 정확한 수술이 어렵다. 이를 감안해 오랜 경험을 통해 해부학적 지식이 풍부한 의료진을 통해 수술받아야 안전하고 효과적이다.

시간, 흉터 줄이는 미니거상술

미니거상술은 귀 앞의 흉터를 숨기거나 회복 기간을 짧게 가져가고 싶은 환자의 니즈를 반영한 수술이다. 두피 속에서 시작하여 연골 앞쪽에서 이주까지 최소절개방식으로 볼과 턱과 같은 국소부위 주름 개선을 목적으로 한다. 두피를 최소절개해 흉터를 두피 내에 숨기고, 작은 절개 부위를 통해 스마스조직(섬유근막층)을 정확하게 박리하기 때문에 출혈량이 적다. 덕분에 멍과 붓기가 상대적으로 작으면서도 리프팅 효과는 극대화할 수 있는 특징이 있다.

필자는 구레나룻와 이주의 상부까지 절개하는 중안면부 미니거상술과 귓바퀴 앞쪽에서 귀 뒤쪽을 지나 후두부로 들어가는 절개를 쓰는 하안면부 미니거상술로 나누어 시행하고 있다.

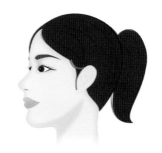

중안면부 미니거상술의 절개 부위

미니거상술의 효과 범위는 눈가 주름, 앞볼, 팔자 부위, 턱 라인 모두 해당된다. 중안면부 미니거상술은 눈가, 앞볼, 팔자 부위, 광대 부위에 효과가 있으며 하안면부 미니거상술은 턱 라인과 목라인을 살리는 데에 도움된다.

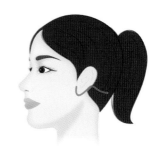

하안면부 미니거상술의 효과 범위

따라서 앞 볼의 팔자 주름, 무너진 피부 등을 개선하고 싶다면 위쪽 헤어라인을, 사각 턱 라인이 조금 덜 보이는 경우 뒤쪽 헤어라인을 절개한다고 보면 이해가 더욱 쉽겠다.

ⓐ 중안면부 미니거상 대상자

중안면부 미니거상은 앞 볼 쪽과 광대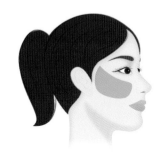
아래쪽까지 박리되어 스마스를 당긴다.
앞볼 지방 이식이 과하게 된 환자나 광대
축소수술을 했다가 앞쪽 처짐이 생긴 환
자에게 가장 효과가 가장 좋다. 팔자 주
름이 완전히 없어지는 것은 아니지만, 인
디언 주름에도 효과가 있다.

ⓑ 하안면부 미니거상 대상자

하안면부 미니거상은 귀 앞쪽의 스마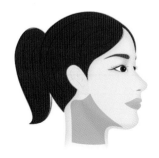
스를 뒤에 있는 딱딱한 뼈 쪽에 걸면서
턱과 목 안쪽의 각도를 만드는데 충분한
효과를 볼 수 있다. 턱 쪽 사각 턱 축소
술이나 턱 끝 수술을 한 경우, 턱밑이나
턱 옆쪽에 지방 흡입을 받았는데, 피부
가 남은 듯한 느낌이 있는 경우에 하안면부 미니거상을 추천한다. 사각
턱 수술 후에 턱 라인이 안 보이는 경우, 턱 끝 수술을 하고 턱밑 처짐
을 호소하는 때도 추천된다.

미니거상술과 안면거상술의 차이는?

　냉장고의 문을 다 열면 안쪽을 정리할 때 내가 원하는 물건을 다 정리할 수 있지만, 약간만 열었을 때는 원하는 대로 확실하게 정리가 어려울 것이다. 미니거상술은 시술자에게 있어 이와 비슷하다. 이처럼 미니거상술과 전통거상술은 동일한 술식이 적용되기 때문에, 아예 다른 수술이라고 볼 수는 없다.

　그러나 환자로서는 유의미한 차이가 있을 것이다. 예를 들어, 미니거상술은 흉터가 안 보이고 수술 시간과 회복 속도가 빠른 대신, 박리 범위가 작아 수술 효과가 상대적으로 적다. 안면거상술은 흉터가 미니거상술에 비해 티가 날 수 있고, 수술 시간과 회복 속도도 더딘 대신, 박리 범위가 넓어 수술 효과가 극대화된다.

　미니거상술은 한 번의 수술로도 눈가와 팔자 주름 개선, 볼살 리프팅까지 한 번에 효과를 볼 수 있다. 처진 입꼬리, 늘어진 턱선, 눈가주름, 볼 처짐, 팔자 주름 등을 개선하는 데 효과적이며, 짧은 수술 시간과 절개 부위의 최소화, 작은 박리로 인해 붓기와 멍이 적기 때문에 빠르게 회복하고 일상생활로 복귀할 수 있다. 미니거상술은 전통거상술의 방법을 축소한 것이고 나타나는 효과에도 차이가 있으므로 두 수술의 장단점을 분명히 파악하고 본인의 상태를 고려해 선택하는 것이 좋다.

	전통거상술	미니거상술
절개 범위	10cm 이상	5~6cm
수술 시간	약 3시간 이내	약 1~2시간 정도
회복 속도	환자에 따라 다르나 보통 2~3주	환자에 따라 다르나 보통 5~7일
유지 기간	환자에 따라 다르나 평균 10~15년 정도	환자에 따라 다르나 평균 10년 이내
개선 범위	처진 입꼬리, 늘어진 턱선, 눈가주름, 볼 처짐, 팔자 주름, 목선 등 중안면부와 하안면부	처진 입꼬리, 늘어진 턱선, 눈가주름, 볼 처짐, 팔자 주름 등 중안면부

미니거상술 전에 잊어서는 안 되는 것들

안면거상술의 절개 라인이 부담스럽거나, 회복 기간을 짧게 가져야 한다거나, 개선 범위가 그리 넓지 않은 환자들은 기존 방법에 대한 부담을 줄여주는 미니거상술을 고려할 수 있다. 그러나 대상자도 효과 범위도 제한적이어서 환자에게 권할 때는 상당히 신중하게 접근해야 한다. 중요한 것은, '미니'라는 표현에 속아서는 안 된다. 미니거상술이라도 실제의 술식에는 안면거상술과 큰 차이가 거의 없다.

'미니'라는 말 때문에 무언가 간단해 보인다는 착각을 할 수 있는데, 미니거상술 역시 엄연한 수술로 신중한 선택이 필요하다. 간혹 '미니'

거상술이라는 이름으로 실제로 수술을 받고 난 이후에 개선이 잘 안 되더라도 병원에서 또는 환자 스스로 '미니'가 원래 그렇다고 치부해버릴 수가 있는데, 이 또한 당연히 안될 일이다. 의료 행위의 목적은 '개선 또는 유지'에 있으므로 아무리 '미니거상술'이어도 충분한 개선 효과를 보여야 한다. 미니거상술은 전통거상술에 비해 절개 부위와 개선 범위상 국소적 부위에 집중되었다는 의미일 뿐 '불편한 부분을 개선하는 수술'이라는 점을 잊어서는 안 되겠다.

미니거상술을 받더라도 살만 조금 잘라 내거나 스마스 처리를 하지 않으면 관자 쪽 상처가 벌어질 수 있으며, v 모양 절개 시 칼 귀가 만들어지는 등 문제가 생길 수 있다. 따라서 병원을 선택함에서 스마스를 어떻게 처리하는지 물어보고, 반드시 박리를 하는 곳에서 시술하기 바란다.

필자에게 절개 부위나 회복 기간 심지어는 비용을 떠나 어느 수술이 가장 효과가 큰 수술이냐고 하면 당연히 안면거상술을 추천할 것이다. 절개 부위가 작아질수록 효과 및 유지 기간이 짧아지는 것은 당연한 것으로 절대 동일한 효과를 기대할 수는 없다. 그러므로 미니거상술을 권할 때는 환자에게 어느 부분이, 어느 정도 좋아지는지 정확히 이해할 수 있도록 도와주는 것이 시술자로서는 필수적이다. 물론 아무리 수술이 축소되어도 검증된 의료장비로 환자의 신체적 특징을 정밀히 분석해 환자에게 맞는 수술법을 계획하고, 전문의 협진과 수술 후 체계적인 관리가 진행되어야 후회 없이 완성도 높은 수술을 받을 수 있다.

*

*

*

3

수술 전후 유의해야 할 점들

안면거상술의 성공 여부는 어떤 면에서는 상당히 주관적이다. 성형술이므로 당연하겠지만, 환자 마음에 들면 성공, 환자 마음에 들지 않으면 실패이기 때문이다. 이는 사람마다 미의 기준이 다른 탓이다. 따라서 의료진은 환자가 추구하는 미의 방향을 적극적으로 들어주어야 한다. 여기서 성공적인 결과를 위해 가장 중요한 것은 시술자와 환자 사이의 소통이다.

성공적인 수술의 또 다른 관점은 수술 후 부작용이나 합병증 여부다. 부작용과 합병증은 단순히 환자의 만족도와는 다르게 명백하게 객관적 사실로 존재한다. 따라서 상담 단계에서 환자의 의견을 적극 구현 가능한 정도로 반영하되, 시술자는 언제나 기본에 충실하여 부작용을 최소화하는 등 환자에 대한 신의 성실의 원칙을 다 하도록 해야 한다.

부작용과 합병증을 최소화하는 것은 의료진뿐만 아니라 환자도 반드시 신경을 써야 할 부분이다.

병원에서 보통 시술 전에 '환자의 도움이 있어야 좋은 결과를 낼 수 있다'는 말은 통상적으로 하는 말이 아니라 실제로 수술 전후 관리에 따라 성공 여부가 달라질 수 있기 때문이다. 파티시에가 아무리 케이크에 예쁘게 데코레이션을 해도 생크림이 상하거나, 실수로 케이크를 떨어뜨렸다면 수포로 돌아가고 만다. 환자의 역할은 어려운 것이 아니다. 내 몸을 수술하기 좋은 최적의 건강상태를 유지하고, 수술 후에도 항상 조심하며 수술 부위에 손상이 가해지지 않도록 하는 것이다. 부작용이나 합병증이 생기면 재수술이 필요할 수 있고, 이는 의료진에게도 환자에게도 결코 좋은 일이 아니다. 심리적, 비용적 손해를 예방하기 위해서라도 유의사항은 반드시 지켜야 한다.

수술 전 주의사항

ⓐ 생활습관 관리

안면거상술을 위한 특별한 주의사항은 없다. 다만 일반적인 수술로써 주의해야 할 사항 정도만 지키면 된다. 기본적으로 술과 담배는 수술 전 최소 2주 전부터 끊어야 한다. 술은 염증을 유발할 수 있으며,

담배는 혈관을 수축시켜 피부의 순환이 떨어져 피부가 괴사할 수 있고 순환이 떨어져 회복 기간이 길어진다. 수술 후에도 완전히 회복되는 최소한 달까지 금주 및 금연해야 한다.

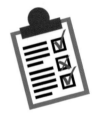

ⓑ 과거 질병으로 인한 약물 복용

내과 질환 치료를 받고 있을 때 의료진에게 반드시 고지해 주어야 한다. 관련 검사를 시행하여 문제없을 때 수술을 진행할 수 있다. 아스피린, 당뇨약, 고혈압약, 갑상선 약 등 복용 약물이 있다면 미리 의료진에게 이야기하고 검사를 시행해야 한다. 아스피린, 와파린은 과다 출혈 위험이 있으므로 수술 2주 전부터 복용을 중단해야 한다. 고혈압약, 당뇨약, 갑상선약 등은 수술 당일 아침 소량의 물과 함께 복용할 수 있다. 홍삼이나 오메가3 비타민 E 등을 복용 중이라면 1주 전 정도에 끊고 수술을 해야 수술 중 출혈을 예방할 수 있다.

ⓒ 과거 수술 이력

기왕력은 당연히 의료진에게 고지해주어야 한다. 마취과 확인 및 수술과 관련된 추가 검사를 통해 수술 여부를 결정할 수 있기 때문이다. 환자는 자기의 질병·증세·병력·체질 등 당해 진료에 필요한 사항을 숨김없이 사실대로 알려야 하는 고지의 의무가 있다. 이를 위반해 질병의 치료라는 목적이 달성되지 않아 만약 의료 분쟁까지 가게 된다면 매우 민감한 사안이 될 수 있다. 의료인이 진료 의무를 게을리했다거나 환자에 대한 진료과정 상의 부주의로 인한 과실이 인정되지 않는다면 이 경우 부작용은 온전히 환자의 책임이 되기 때문에 이를 방지하기 위해서라도 고지해야 한다.

ⓓ 식사

수술 전에는 금식이 필수적이다. 수술 전 8시간 동안은 음식물 섭취가 제한된다. 마취나 수술 중 구토로 인해 위 내용물이 기도로 들어가 질식을 초래하거나 폐렴을 일으키는 것을 막기 위함이다. 금식에는 물을 포함한 모든 음식물 해당되며 혈압약과 같이 수술 당일에도 꼭 복용해야 하는 약의 경우 소량의 물과 함께 수술 2시간 전까지 복용할 수 있다. 금식이 되지 않으면 수술을 연기할 수 있다.

> **안면거상술 전 유의사항**
> - 수술 2주 전부터 금주 금연
> - 질병, 증세, 병력, 체질 등에 대한 고지의 의무
> - 아스피린 와파린은 2주 전, 홍삼, 오메가3, 비타민 E 1주 전 복용 중단
> - 고혈압, 당뇨, 갑상선 약 당일 아침 수술 2시간 전 소량 섭취 가능
> - 수술 전 8시간 동안 금식

수술 후 관리

수술이 끝난 후에는 정신이 없을 것이다. 대략 일주일까지는 먹고 씻고 옷 입는 것도 불편하기 마련이다. 게다가 멀쩡한 피부를 가른 것이기 때문에 붓기와 멍도 수반될 수 있다. 수술 후 48시간에서 72시간까지가 가장 붓기와 멍이 심하며, 약 3~6주에 걸쳐 붓기가 서서히 빠진다. 얼굴이 땅기고 멍멍한 느낌은 정상적인 회복 과정으로 6개월 이상 지속되기도 한다. 이를 관리하고 일상생활로 빠르게 돌아가기 위한 다양한 방법들을 알아보자.

ⓐ 식사

수술 당일에는 유동식, 이튿날부터 3일간 부드러운 음식 위주로 먹는다. 일반적으로 붓기 빼는 데 좋다고 널리 알려진 음식에는 호박이 있다. 호박은 이뇨작용을 돕는 데 효과적이며 비타민 A가 풍부해 체내 불순물을 제거하기 때문에 수술 후 염증 등을 예방하고 회복하는 데 도움을 준다. 콩도 도움이 된다. 콩은 혈관을 부드럽고 튼튼하게 만들어 혈압상승을 막고 동맥경화를 예방하는 등 혈액순환에 좋으며 체내 독을 밖으로 배출하는 해독 작용을 돕는다. 미역이나 다시마 등 해조류 또한 성형수술 환자들에게 좋다고 알려진 식품이다. 다시마는 식이섬유 미네랄 칼륨 등이 풍부해 신체 주요 부위에 산소공급을 원활하게 하도록 돕는다. 죽이나 주스로 만들어 먹으면 안면의 움직임을 최소화하는 데에 도움이 된다. 3 일 이후에는 모든 식사가 가능하나 부종 및 혈종의 위험이 있으므로 조심하는 것이 좋다.

ⓑ 자세

본원에서는 수술 후 하루는 입원하게 된다. 24 시간 동안 활동을 피하고 머리를 심장보다 20~30도 정도 높게 유지하는 것이 얼굴의 부종을 빨리 빼고 출혈을 예방하는 데에 도움될 것이다. 소파에서 뒤로 살짝 기대고 목 베개를 사용하면 더욱 좋다. 수술 후 2주간은 항상 머리를 들고 누울 때는 얼굴을 천장 쪽으로 하고 베개를 2~3개 겹쳐서 벤다. 또한, 2 주 정도는 최대한 정면을 보려고 해야 한다. 가끔 목을 옆으로 돌리는 것은 괜찮지만, 양쪽을 당겨서 꿰매 놓았기 때문에 한쪽으로 고개를 돌리는 자세, 특히 잘 때는 반대편의 피판이 당겨서 순환에 도움이 되지 않는다.

ⓒ 관리

수술 후 기침, 재채기, 구토, 변비 등은 갑자기 혈압이 올라 출혈이 생길 수 있으므로 주의해야 한다. 수술 후 3일 정도까지는 냉찜질로 붓기를 다스려야 한다. 이 시기에는 수술 부위의 감각이 떨어져 있으므로 절대 온찜질을 하지 않는 것이 좋다. 감각이 떨어져 있어서 뜨거움을 느끼지 못해서 화상을 입기 쉬우며 수술 이후로도 감각 회복까지 얼마나 걸리는지 알 수 없으므로 아예 온 찜질은 생각하지 않는 것이 좋다. 또한, 화상을 입었을 경우 회복하는 데 오랜 시간이 걸리며 흉을 남길 수 있다. 수술한 부위라 다른 부위보다 피부가 열에 약한 상태다. 다른 부위에는 화상을 입히지 않을 정도의 온도라도 수술 부위에는 화상을 입힐 수 있다.

몇 년에 한 번 정도 주위에서 온찜질을 권유해서 온찜질을 하다가 화상을 입고 오는 경우 굉장히 심각한 흉이 되며 이 또한 치료 기간이 오래 걸려서 의사로서는 굉장히 속이 상할 때가 있다. 외에도 6개월 동안은 강한 직사광선을 닿지 않도록 조심해야 한다. 부득이한 경우 모자나 SPF 15 이상의 선크림을 발라주는 것이 좋다.

앞에서도 강조했으나, 무엇보다 금연이 가장 중요하다. 수술 후 두 달 후까지는 최소 금연하는 것이 옳다. 안면거상 수술이 박리 범위가 넓으며 귀 근처 부위 같은 경우 피판의 끝부분이기 때문에 순환이 떨어져 있는 상태가 된다. 흡연하게 되면 담배의 니코틴 성분이 강력한 혈관수축 효과를 일으키기 때문에 피판의 끝부분이 괴사할 수 있다. 이 또한 수술 후 긴 치료 기간을 가지는 합병증 중의 하나가 된다.

ⓓ 통증
수술 이후에 오는 대부분의 통증은 진통제를 복용하면 좋아진다. 혹은 통증이 없더라도 처방된 약을 임의로 빼서는 안 된다. 약은 처방대로 복용하되, 아스피린이 함유된 약은 출혈의 원인이 될 수 있으므로 수술 후 1주 이내에는 먹지 않는 것이 좋다. 통증이 있으면 타이레

놀로 대체 복용한다. 진통제로도 통증이 사라지지 않으면 병원 문의해야 한다. 얼굴 한쪽이 붓거나 핏물이 흐르는 등 이상 증세가 발견되면 병원을 최대한 빨리 방문한다. 국소적 출혈 등을 초기에 잡을수록 경과가 훨씬 좋아진다.

ⓔ 씻기

실밥 제거 전까지 수술 부위를 제외한 부분을 물을 적신 수건으로 닦을 수 있다. 머리는 자의로는 감을 수 없고 병원에서 피통을 제거하고 메디컬 샴푸를 받아야 한다.

실밥을 뽑은 후에는 샴푸를 하는 것 정도는 가능하다. 비누 세안과 화장도 실밥을 제거한 다음 날부터 가능하다. 단 고개를 숙여서 세수하는 것은 금물이다. 얼굴을 세게 문지르거나 당기는 것도 주의해야 한다. 린스 및 트리트먼트는 불가하며 말릴 때는 찬 바람이나 타월 드라이만 써야 한다. 뜨거운 바람으로 말리는 것은 좋지 않다. 이마에 붕대 또는 테이프를 붙였다면 함부로 떼어서는 안 된다. 수술 후 6주 정도 지나서 사우나, 찜질방, 퍼머넌트, 염색, 헤어드라이어 등 열을 가하는 것이 가능하다.

ⓕ 운동

가볍게 걷는 정도의 운동을 포함하여 헬스, 수영 등 움직임이 심한 운동은 수술 후 4주까지 절대 해서는 안 된다. 머리를 아래로 숙이거나 무거운 것을 들거나 배변 시 힘을 많이 주거나 혈압을 올릴 수 있는 여러 행동은 위험하다. 유착이 생기는 수술 후 3개월간은 목 스트레칭을 해서는 안 된다. 약간 돌리는 것은 괜찮지만, 저항감을 느낀 다음에 돌리게 되면 스마스 고정 부위를 느슨하게 만들 수 있다. 스마스 및 피부를 리프팅 해서 고정해 두었기 때문에 고개를 좌우로 돌리는 등 움직임에 저항감이 드는 것이 당연하다. 가장 좋지 않은 것은 고개를 좌우로 스트레칭하듯 저항감을 이기면서 고개를 돌리는 것이다. 피부 안쪽에 실로 고정해 두었기 때문에 헐거워질 수 있다. 최소 석 달 정도는 저항감을 이기는 목 스트레칭 및 요가를 해서는 안 된다.

안면거상술 이후 관리법
- 식사: 당일은 유동식, 3일간은 부드러운 음식
- 붓기 제거에 도움되는 음식은 호박, 콩, 해조류
- 자세: 머리는 심장보다 높게, 누울 때는 천장을 바라볼 것
- 관리: 기침, 재채기, 구토, 변비, 열, 직사광선, 담배 주의
- 통증: 처방된 진통제 복용하며 통원 치료, 문제가 생기면 빠르게 내원
- 씻기: 실밥 제거 전 물 사용, 제거 후 비누 사용 가능
- 일주일 뒤 샴푸 가능, 드라이기 사용 불가
- 6주 후에 열을 사용한 기구나 시설 이용 가능
- 운동: 헬스나 수영은 한 달간, 스트레칭, 요가는 세 달간 금지
- 목 스트레칭 특히 주의

수술 후 항상 조심해야 할 것

수술 후 혈압 관리가 가장 중요하다. 특히 혈압약을 복용하거나, 경계성 고혈압이 있는 환자는 혈압 관리를 반드시 해야 한다. 필자는 수술 후 1일 정도 입원을 권장한다. 안면거상술이 몸에 무리가 많이 가는 수술인 것은 아니지만, 수술 후 바로 퇴원하게 되면 움직일 때 혈압이 오를 수 있다. 출혈 후에 내원하게 되면 조치하는 시간이 늦어지고 멍이 들 수 있으며 리프팅의 효과가 떨어질 수 있다. 그보다는 안전하게 하루 입원해서 지속적으로 혈압을 관리하는 것을 추천한다.

수술 후 1주 정도 지나면 외출할 수 있고 2~3주가 지나면 사회생활에 지장이 없다. 초기에는 부종 때문에 얼굴이 이상해 보이지만 시간이 지나면 붓기와 멍이 해소된다. 수술 후 어느 정도의 감각 이상은 정상이다. 수술 시 피부는 바닥에서 떨어지게 되므로 피부에 붙어있는 감각신경의 잔가지는 당연히 끊어질 수밖에 없다. 하지만 굵은 가지는 남아있어 잔가지가 다시 피부에 연결된다. 신경은 굉장히 천천히 자라는 조직이다. 6개월 후부터 감각이 서서히 돌아오기 시작하여 완전히 회복되는 데까지 1년에서 1년 6개월 정도의 시간이 걸린다.

이 기간 동안 환자는 생활습관을 바꾸고 조심하여 지내야 한다. 특히 열과 관련된 기기를 다루거나 할 때 매우 조심해야 한다. 한 달 후 찜질방이나 사우나가 가능하다고 앞에서 밝혔으나, 너무 자주 사우나를 하는 것은 얼굴 조직의 흉터에 부정적인 영향을 미칠 수 있어 평소 사우나를 다니는 환자라면 빈도수를 줄이는 것을 추천한다. 레이저 종류마다 다르겠지만, 피부에 열을 가하는 레이저 치료는 3개월에서 6개월 후에 해야 한다. 피부가 약해져서 있어서 손상을 입기가 쉽다. 어떤 레이저는 통증을 수술의 endpoint로 삼는 경우가 있는데 감각이 떨어져서 시술자에게 피드백을 줄 수 없는 경우가 생긴다.

렌즈는 3주 정도 착용하지 않는 것을 권한다. 간혹 눈에 힘을 주면 고인 피가 나올 수 있으므로 유의해야 한다. 노인성 안검 수술을 받은 경우 눈물을 많이 흘리거나 눈꺼풀을 세게 비비거나 눈을 꽉 감는 행동을 해서는 안 된다. 생활습관은 별거 아닌 것 같지만 오랜 시간 축적되면 가장 큰 영향을 준다. 금연과 금주가 가장 쉽고 간단한 방법이다. 또한, 야외 활동 시 수술 후에는 반드시 절개 부위에 자외선 차단제를 발라주어 흉터 부위의 착색을 예방하기 바란다.

*

*

*

4

만족도를 높이는 3가지 요인

안면거상술은 수술적 안티에이징 방법으로, 비수술적 방법인 고주파, 레이저, 실 리프팅과 비교하여 '원하는 만큼', '원하는 부위를', 교정할 수 있다는 장점을 안고 있다. 또한, 이마거상술, 목거상술, 상안검수술, 하안검수술과 지방 이식을 병행하여 그 효과를 극대화시킬 수 있다.

안면거상술은 노화에만 적용되는 것이 아니라 안면윤곽술을 시행한 후 처짐이 발생한 경우, 급격한 다이어트로 살이 빠져 피부가 처진 경우 등에도 도움이 된다. 보통 이러한 사례의 환자들은 비수술적 방법을 써보았지만, 예전에 비해서 나아지지 않고, 약간의 효과는 있었으나 수개월 이내에 원래대로 돌아오는 것을 경험해보았기 때문에 '확실한 효과'를 볼 수 있는 안면거상술을 찾는 편이다.

안면거상술을 받은 환자들이 느끼는 만족은 세 가지로 정리할 수 있다. ⓐ 수술적 방법임에도 흉터 걱정이 없다는 점, ⓑ 변화의 정도가 단기간에 확실하게 드러난다는 점, ⓒ 회복이 빨라 일상생활로 복귀도 쉽다는 점이다. 여기에 하나 더 하여 환자의 노력 여하에 따라 오랫동안 유지가 된다는 점도 있다. 다만 이 부분은 환자마다 차이가 있을 수 있어 공통적인 ⓐ, ⓑ, ⓒ 세 부분만 다루어 보겠다.

흉터

20~30대의 젊은 분들은 안면거상술을 하기 전에 귀 앞에 보기 싫은 흉터가 생기는 것이 아닌가에 대해 걱정을 하는 경우가 있다. 그러나 안면거상술은 흉터를 숨기거나 덜 보이게 하는 방법으로 시술하기 때문에 걱정할 필요가 없다.

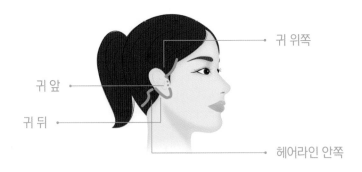

흉터 걱정에 간혹 '비수술적 안면거상술'에 관해 물어보는 환자도 있다. 그러나 절개가 없는 안면거상술은 안면거상술이라 부를 수 없다고

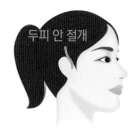
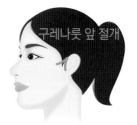

필자는 생각한다. 절개하지 않으면 수술의 결과도 좋지 않을 뿐만 아니라 피부나 스마스가 절제되어 나오지 않으면 단순히 조직의 위치만 바꿔주는 시술일 뿐이다. 결국, 비수술적 안면거상이란 고주파, 레이저, 실리프팅과 다름없다. 이렇게 되면 자연스럽고 동그란 얼굴형을 만들기가 어렵다. 그 한계 때문에 필자의 병원에서는 수술적 안면거상술의 옵션으로 귀 위쪽 절개의 두 가지 방법 비수술적 방법을 제안하지 않는다.

절개 방식에 병원마다 차이는 있을 수 있겠지만, 가장 큰 차이는 귀 위쪽 절개 방식이라 하겠다. 절개 라인을 두피 안으로 넣느냐, 구레나룻 앞쪽으로 빼느냐 차이인데, 필자는 전자의 방식을 조금 더 선호하는 편이다. 피부가 두꺼운 동양인은 흉터가 더 짙어 구레나룻이 흉을 가려주지 못할 가능성이 크기 때문이다. 전자는 귀 라인을 따라 작은 흉터는 보이겠으나 나머지 흉터를 숨기는 방법이다.

안면거상술은 흉이 애초에 심하지 않고, 또 시술 역시 좀 덜 보이게 할 수 있는 테크닉이 적용되기 때문에 흉터 걱정 없이 안심하고 받을 수 있는 수술이다.

변화

　변화의 정도는 단기간에, 명확하게, 가시적으로 드러난다. 수술이 막 끝나면 얼떨떨한 느낌이 들 것이다. 환자로서는 한숨 자고 일어난 것이기 때문에 약 기운에 약간 멍한 느낌이 들 수 있다. 외관상의 변화는 수술이 끝난 직후에도 바로 확인할 수 있다. 주름이 펴졌을 때의 당김이 느껴지고 아래턱의 경우 위로 쭉 당겨 올라간 것을 스스로 확인할 수 있다. 수술 직후에는 얼굴에 약간의 붓기가 있어 그런 것이라고 생각할 수도 있겠으나, 1~2주가 지나면 더욱 명확하게 확인할 수 있다.

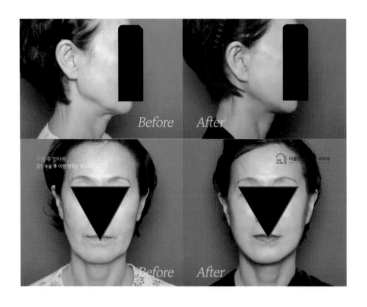

　세월을 돌리는 마법, 안면거상술

이러한 단기적 변화는 비수술적 방법으로는 얻을 수 없다. 예를 들어, 실 리프팅의 경우에는 유지 기간이 짧고 효과가 드라마틱하지 않아 이러한 점에서 만족을 느끼지 못한 환자들이 주로 안면거상술을 찾는 편이다.

심리적 측면에서의 변화 또한 크게 일어난다. 평소 자신의 외모에서 자신감 없던 부분이 해소되면서 본인도 모르게 낮은 자존감이 형성되었을 수 있다. 그러나 이 부분이 해소되면서 대인 관계에서 더욱 자신감 있는 모습을 보이기도 한다. 그래서 환자분들 중에는 사회적 활동 측면에서도 두드러진 변화를 보이는 분들도 있다. 위 사진의 환자는 시술 후 '남편과 데이트도 자주 나가고, 친구들도 더욱 자주 만나게 되었으며, 외출이 즐거워진다'며 시술받은 것에 대한 강한 만족감을 드러냈다. 외관상 자신감이 붙은 덕분이다.

시술 후에는 주변의 반응도 달라진다. 피부 처짐에 따라 주름의 정도는 다르겠으나 보통 볼 처짐, 처진 입꼬리, 팔자 주름이 있는 경우 심술 궂어 보이는 경우가 많고, 고집이 세 보인다는 인상을 주기도 한다. 그러나 시술을 받은 후에는 인상이 밝아지게 되며 이는 주변에서도 충분하게 가시적으로 인지할 정도다. 실제 기분상의 변화가 아닌, 명백한 외관상의 변화다.

회복 속도

안면거상술은 회복 기간이 많이 필요한 수술이다. 그러므로 본원에서는 꼼꼼한 사후관리로 회복에 집중한다. 수술 후 개인회복실에서 충분한 휴식시간을 갖는데, 한 시간 단위로 환자의 상태를 체크한다. 맥박 혈압의 상태가 안정적으로 체크된 경우 환자의 상태가 안정적이면 다음날 퇴원을 허가한다. 그 이후로는 며칠간 매일 통원한다. 실밥 제거와 흉터 관리, 그리고 빠른 붓기 제거를 위함이다. 그 때문에 방문 때마다 붓기 레이저 또한 시행한다.

초반의 만족도는 빠른 붓기 감소와 관련이 있다. 붓기 제거를 위한 주의사항은 앞서 모두 언급하였다. 수술 후 베개를 2~3개 정도 대고 수면을 취하는 것이 도움된다. 길게는 2주 정도 비스듬하게 자야 하고 낮에는 최대한 앉아있는 자세를 유지한다. 수면 중에 페이셜 밴드를 하는 것은 턱밑의 붓기가 심해지는 것을 막는다. 너무 타이트하지 않게 해야 한다. 식사는 저염식으로 한다. 너무 짜거나 자극적인 것은 좋지 않다.

안면거상술은 또한 유지가 오랫동안 되기 때문에 회복 단계에서 본인의 노력만 따라 준다면 만족이 높은 시술이 될 수 있다. 수술 후 작은 것이라도 신경 쓰는 환자분이 회복이나 결과가 더 좋을 수가 있다. 아주 작은 것이라도 지키려는 환자는 다른 많은 부분까지 신경을 쓰기 때문에 수술 후 회복 및 수술 결과 유지에 차이가 날 수 있다. 환자의 얼굴은 봉합 전까지는 시술자의 책임으로 좌우되지만, 봉합이 끝나는 순간 유지 관리는 환자의 손에 달려 있으며 병원에서 안내하는 것을 잘 지키는 것이 굉장히 중요하다.

*

C

안면거상술 대상자

*
*
*

1

연령별 시술 방법과 부위 고려의 중요성

"저 몇 살처럼 보이나요?"

이 질문에 정답이 있을까? 질문하는 입장에서는 재미 삼아 던지는 농담이지만, 듣는 입장에서는 꽹장한 긴장감을 유발하곤 한다. 나이 들어 보인다고 하면 기분이 상하지만, 어려 보인다는 데에 기분 상할 사람은 거의 없을 테니 말이다. 그래서 이러한 질문을 받으면 보이는 나이보다 4~5살 낮춰 말하거나, 연배가 있으신 분들께는 10년 정도는 낮추어 부르는 것이 관례가 되었다. 그런데 내가 부른 나이보다 상대 방의 나이가 더 어리다면? 상상만으로도 끔찍하다. 만약 소개팅 자리 거나, 중요한 바이어를 만나는 자리였다면 더욱 오싹할 것이다. 이러한 이유로 몇 살처럼 보이느냐는 질문은 받는 입장에서 상당히 곤혹스럽게 느껴진다. 그런데 tvN 프로그램 〈선다방〉에서 개그맨 양세형이 이 질문에 대한 묘안을 내놓았다.

유인나: 저 몇 살 같아요?

양세형: 세 살

유인나: (웃음)

양세형: 피부가 세 살 같아요

　피부가 세 살 같다는 데에 누가 기분 나빠 하랴. 상대방 기분도 맞춰주면서, 어려 보인다는 은근한 메시지도 전하고, 피부에 대한 칭찬도 더하게 되는 센스 있는 대답이다. 소개팅을 목전에 둔 독자가 있다면 참고하기 바란다.

100세 시대 도래, 젊음에 대한 욕구

　이처럼 피부의 상태는 사람의 나이를 가늠케 하는 지표가 된다. 피부를 잘 관리하면 건강한 이미지를 줄 수 있고, 사회적으로도 좋은 영향력을 끼칠 수 있다. 10여 년 전만 해도 50~60대는 할머니, 할아버지라 불려도 마땅한 나이였지만 지금은 70대에도 아직 근로하시는 분들이 있으실 정도로 시대가 바뀌었다. 그만큼 사람들의 젊어 보이고자 하는 욕구도 더욱 강해졌다.

　의학이 발전하면서 '100세 시대'가 눈앞이라는 말을 쉽게 들을 수 있게 됐다. 보건복지부의 'OECD 보건통계 2019년' 자료에 따르면 2017

년 기준으로 우리나라 기대수명은 82.7년(남자 79.7년, 여자 85.7년)으로 OECD 국가의 평균(80.7년)보다 2년 길다.

게다가 건강수명 또한 꾸준히 높아져 온 상태다. 건강수명은 평균수명에서 질병이나 부상으로 활동하지 못한 기간을 뺀 기간으로 '얼마나 건강하게 오래 사는가에 초점을 두고 산출한 수명이다. 국민건강증진개발원에 따르면, 한국인의 건강수명은 평균 75세(남자 73.2년, 여자 76.6년)라고 한다. 82세를 인생의 길이라고 한다면, 인생의 92.4%는 건강상태를 유지한다는 의미다. 이 기간은 직장생활을 포함한 사회적 활동에 무리가 없다는 의미이기도 하다. 심지어 이 수치는 평균에 해당한다고 하니, 어르신들은 대략 70~80세까지 건강을 유지하며 사회적 활동을 이어가는 편이라 볼 수 있을 것이다.

나이가 들어도 건강해지고 싶은 것이 사람의 심리이듯이, 사회적 활동을 오래 이어갈수록 젊어 보이고 싶어지는 것도

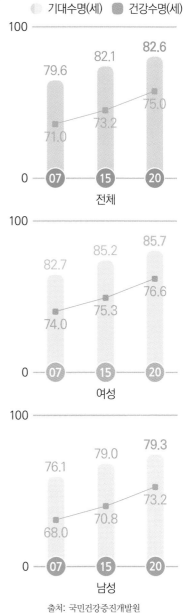

출처: 국민건강증진개발원

당연지사다. 안면거상술은 이러한 시대적 흐름에 부합하여 더욱 각광받고 있는 수술이기도 하다. 안면거상술환자는 50~60대가 가장 많다. 보통 40대부터 관심을 두고 알아보다가 50~60대에 자발적으로 병원을 내원하는 경우가 다수다. 안면거상술은 안면부에 주름이 생기기 시작한 모두가 수술 대상이다. 따라서 20~30대에도 필요하다면 받을 수 있다. 20~30대는 노화보다는 시술로 인한 부작용과 부분적 탄력 저하 개선을 목표로 한다. 되도록 피부에 어느 정도 탄력이 있는 경우에 효과가 더욱 좋다. 그러나 70~80대에 수술해도 목표가 확실하다면 유의미한 결과를 얻을 수 있다.

안면거상술은 미국에서도 top 5 에 두는 인기 있는 수술이다. 안면거상술은 페이셜 리프팅으로서 미국에서 가장 많이 받는 성형수술 중 하나다. 미국의 성형 시술 동향은 성형계에서 유의미하다. 미국은 현재 가장 저명한 성형외과학 학술지를 보유하고 있으며 성형외과 레지던트들이 전문의가 되기 위해 꼭 보아야 하는 성형외과 교과서를 주도적으로 만들고 있는 나라이기도 하다. 전 세계적으로 미국의 성형 시술 동향은 미국의 추세를 따라가는 경향이 있는데, 한국 역시 예외는 아니다. 마치 윤곽 수술이 10년 전에 대유행을 탔던 것처럼 우리나라도 베이비붐 세대의 은퇴 시기 및 연령군의 증가로 주목받는 수술이 될 것이다.

연령별 병원 방문 요인

사람의 피부는 20대부터 노화가 진행된다. 나이가 들면서 팔자 주름이 깊어지고 턱선이 무너지며 목에 주름이 생긴다. 눈 아래와 볼 사이에 인디언 밴드가 생기기도 한다. 그러다 일정 나이가 되어 주름이 깊어지기 시작하면 보톡스나 필러에 대한 관심이 많아진다. 이 때문에 20~30대에는 성형술의 도움을 받고자 한다. 그러나 전문성형외과가 아닌 곳에서 미용시술을 받고 부작용이 생기거나 시술에 대해 잘 알아보지 않고 받는 바람에 원치 않는 결과를 얻게 되는 환자들도 상당수 있다. 또는 시술을 받아도 영구히 가는 것이 아니고 6개월에서 1년이면 풀리게 되며, 아주 주름이 깊은 경우에는 그보다 더 빨리 풀리기 때문에, 더 효과가 좋은 시술을 찾게 되곤 한다.

40~50대는 본격적으로 안면거상술에 대해 깊은 관심을 보인다

과거에 비해 차이가 있다면 환자들이 '공부'를 많이 하고 온다. 이제 중장년층 또한 인터넷 리터러시가 상당히 높은 수준에 이르렀기 때문에, 다양한 정보 검색을 통해 어느 정도는 안면거상술에 대해 숙지를 하고 오는 편이다. 예전에는 안면거상술이 뭔지 모르고 주름을 해결하고 싶다며 상담을 받다가 의사가 안면거상술을 권하는 경우가 많았다면 최근에는 아예 환자들이 "안면거상술을 받으러 왔다"고 한다. 안면거상술은 뺨과 턱 쪽의 주름과 늘어진 피부를 개선하는 가장 효과적이면서 확실한 수술이라는 점을 숙지하고 있으므로 의사로서도 설명하기 훨씬 수월하다. 간혹 걱정되는 것은 아예 정보 없이 그저 '피부에 좋다고 들었다'며 오거나, 잘못된 정보를 듣고 오는 경우다. 필자는 이 경우 충분한 설명과 주의사항을 안내 드리고, 인터넷 검색보다는 전문 서적을 통해 안면거상술에 대해 이해할 수 있도록 도움을 드리는 편이다.

60대 이상 환자는 사회 활동 유지를 위한 목적으로 받는 편이다

안면거상술은 60~80대에도 자녀의 손을 잡고 수술하러 오기도 한다. 최근 성형은 여성의 전유물이 아니므로 심지어 남성 환자가 관심을 두고 수술을 받으러 오는 사례도 있다. 마찬가지로 성형이 젊은 세대만의 전유물이 아니기에, 60대 이상의 환자들 역시 성형외과를 방문한다. TV 화질이 좋아지면서 나이 든 배우가 피부가 탱탱한 것까지 잘 보이는 시대다. 노년층에서도 동년배 연예인의 피부와 스스로 비교해보며 안면거상술의 필요성을 느낀다는 추세다. 옛날 60세 이상은 사회에서 뒤로 물러나야 할 나이였다. 그러나 현대사회에서는 아직 한창 활동할 나이다. 직장에서 아직 영향력을 행사해야 할 때, 사람들과 사교적 모임 자리가 잦을 때, 노년층에서도 젊어 보이고 싶은 욕구가 드는 것은 당연한 일이다. 때로는 가족들에게 아직 건강한 모습을 보이고 싶다는 환자도 있다.

연령대에 따라 알맞은 치료가 필요하다는 것이 이번 장의 핵심이다. 수술의 시기가 나이와 명료한 상관관계를 맺고 있는 것은 아니다. 그러나 각기 나이에 다른 목적이 있어 일반적으로 어떠한 경향이 있는지 확인하기 위함이다. 적절한 안면거상술 적용 시기는 '내가 지금 손으로 당기는 듯한 타이트함을 원하며 회복할 시간이 있고 경제적 시간상으로 피부에 대한 투자가 가능한 시기'라고 하겠다. 물론 노화의 양상과 연령대, 사람마다 피부탄력 저하의 증상이 다르게 나타난다. 여러 케이스가 존재하므로 환자마다 철저하게 맞춤형 수술 계획을 세워야 한다.

나이에 맞는 자연스러운 얼굴이 되려면

연령대별로 수술 방법을 다르게 하는 것은 중요하다. 나이 별로 피부 처짐의 원인과 정도, 수술 시 당겨야 할 방향이 다르다. 또 개인마다 기대치나 목표가 다르므로 피부의 처진 방향, 처진 정도, 피부탄력도 등 복합적인 부분까지 체크해서 수술을 진행해야 노화 이전의 자연스러운 모습을 회복하는 것이 가능하다. 결국, 제 나이에 맞는 자연스러운 결과를 얻어내기 위해 연령대 또한 수술 전에 고려하여야 하는 중요한 요소가 되는 것이다.

자연스러운 결과를 얻기 위해서는 집도의의 실력과 경험이 가장 중요하다. 스마스층을 효과적이면서도 강력하게 당겨줘야 하기 때문이다. 예를 들어, 우리나라 사람들은 광대뼈가 서양인과 비교하면 발달해 있는 경우가 많다. 따라서 당겨지는 방향이 후방이나 혹은 후상방일 경우, 앞 광대와 옆 광대 피부가 당겨지게 되면서 앞 광대 부분이 매우 납작해져 수술 뒤 얼굴이 크고 납작해 보이는 결과로 이어질 수 있다. 따라서 SMAS를 사람에 따라서 수직에 가까운 방향으로 당기고 적절한 만큼 당겨주어야 한다. 스마스를 당기는 정도 당기는 방향 고정하는 부위가 안면거상에 가장 중요한 노하우이며 많은 경험과 노하우를 필요로 한다.

또한, 부작용이 일어나지 않도록 안전하게 수술을 해야 자연스러운 표정을 유지할 수 있다. 스마스는 근육을 외부에서 둘러싸고 있는 조직으로 신체 내부의 구조물을 지지하고 보호하는 역할을 하며 근육의 과도한 수축까지 막는 중요한 기관이다. 이 근막이 손상을 입으면 변형과 유착이 발생해 근육의 움직임을 제한시킨다. 특히 얼굴 근육은 피부와 연결돼 복잡한 움직임으로 다양한 표정을 만들어 내는데 이 근육에 이상이 생겨 조금만 이상한 표정을 지어도 상대방에게 어색함을 줄 수 있다. 따라서 근막조직에 이상이 생기지 않도록 하면서도 좋은 효과를 내는 것은 매우 난도가 높은 방법이다.

의술이 발전하면서 과거에는 얼마나 큰 효과를 발휘하느냐가 중요했지만, 최근에는 얼마나 안전하게 자연스러운 결과물을 얻느냐가 더욱 중요해졌다. 안면거상술도 과거에는 주름을 펴는 것이 중요했지만, 지금은 얼마나 안전하고 자연스럽게 젊은 모습을 찾아주는 것이 중요해지고 있다.

대부분의 수술이 그렇지만 중요한 것은 환자가 안심하고, 또 만족할 수 있는 수술을 만드는 것이다. 최근 환자로서는 의료 기술의 발전과 함께 수술에 대한 부담이 덜해졌다. 그러나 이와 같은 부담을 줄이기 위해 의료진은 현장에서 수십 배는 더 노력해야 한다. 안면거상술은 의사로서 어떤 성형술보다도 A to Z를 모두 섬세하게 신경 써야 하는 성형이다. 상담부터 디자인, 수술, 수술 후 관리에 이르기까지 환자의 연령대와 그 목석을 명확히 하고 임해야 한다. 따라서 환자는 의료진이 현재 상황에 맞게 1:1 맞춤 디자인이 가능한 곳인지 파악하고 수술을 받기를 바란다.

$$*$$
$$*$$
$$*$$

2

20~30대, 시술 부작용과 피부탄력

안면거상술은 만족스러운 얼굴 리프팅 효과를 보여주는 성형법으로 손꼽힌다. 최근 안면거상술은 중장년층의 안티에이징 외에도 윤곽, 양악 후 볼 또는 턱의 처짐, 다이어트나 치아 교정으로 인한 처짐 등을 개선하는 데에도 효과적인 결과를 보여주면서, 비교적 젊은 20~30대 층의 관심도 높아지고 있다.

일반적으로 20~30대의 안면거상술은 시술 부작용이나 외부 요인으로 인한 처짐을 개선하려는 방편으로 시행됐다. 예컨대 20대 젊은 여성이 얼굴이 작아지고 싶다고 해서 무리해서 안면거상수술을 해주지는 않는 것이다. 그러나 젊은 나이라도 확연하게 처진다면 안면거상술을 시행해야 할 이유가 될 수는 있다. 고도비만이었다가 살을 급격히 빼서 피부가 처졌거나, 안면윤곽수술 후 얼굴이 늘어지는 경우, 외에도 인스타그램 등에서 볼 수 있는 샤프한 브이라인을 위해, 미래를 대비하여 반영구적 효과를 얻기 위해서도 충분히 유의미한 수술이다.

연령대에 따라, 시술 요인에 따라 수술 방식은 조금씩 달리 적용하는 것이 효과적이다. 원하는 피부 윤곽, 양악수술, 박리로 인해 약해진 인대를 재건하거나 처짐을 유발하는 안면 조직을 개선, 강화에 집중하는 방식으로 진행해야 하므로 스마스는 최대한 보존하고 박리 범위를 넓게 하여야 탄력 있고 자연스러운 얼굴로 만들 수 있다.

이번 장은 다양한 20~30대의 안면거상술 요인을 살펴볼 수 있다. 독자가 지금 20~30대라면 나는 어디에 해당하는지 확인해보고 20~30대의 안면거상술은 어떻게 시행되는지 알아보자.

안면윤곽수술로 볼 처짐 개선

안면거상을 위해 찾아온 젊은 분들의 상당수가 윤곽 수술을 받은 케이스다. 10년 전 대형병원이 우후죽순 생겨났을 때 대부분의 병원이 아주 많은 안면윤곽수술을 시행했다. 현대인에게 가장 선호되는 얼굴형이 브이라인이 되면서 작고 슬림한 얼굴형을 만들기 위해 안면윤곽수술을 원하는 분들이 많이 늘어난 것이다. 그러나 이후 볼 처짐 현상이 부작용으로 부각되며 이를 해결하기 위한 대안으로 안면거상술을 원하는 환자가 늘어나는 추세다.

안면윤곽수술을 받으며 안면 조직이 붙어있을 수 있는 면적이 줄어들기 때문에 안면 조직의 처짐 현상은 예정된 것이나 다름이 없다. 안면윤곽수술은 뼈를 깎아 골격을 브이라인으로 만드는 수술인데 그만큼 깎아내고 나면 골격을 덮고 있는 근육과 피부 연부조직(SMAS)이 당연히 남게 된다. 면적이 줄어든 만큼 수축이 되면 좋겠지만, 보통의 피부는 그만한 신축성이 있지는 않아 남는 면적만큼 피부조직이 아래로 처지고 흘러내리게 되는 것이다. 결국, 볼 처짐 부작용이 생기는 이유는 안면윤곽 수술 시 볼살이 많은 환자에게 지나치게 많은 뼈를 깎아냈을 경우라고 볼 수 있다.

게다가 안면윤곽 수술은 나이가 들수록 효과가 급격하게 떨어지는 편이다. 피부의 탄력은 나이가 들면 들수록 떨어지기 때문이다. 깎아낸 뼈 주위의 피부탄력이 떨어질수록 수축이 되지 않는 피부조직이 더욱 많이 흘러내리게 된다. 안면윤곽 수술 초기에는 피부조직의 흘러내림을 거의 느끼지 못하고 있다가 시간이 지난 후 피부주름과 같은 부작용을 뒤늦게 호소하는 경우가 많은 이유는 바로 붓기 때문이다. 수술 초기에는 수술 부위의 부기로 인해 피부가 부어 있어서 처짐을 못 느끼지만, 부기가 서서히 빠지면서 피부조직이 처지는 증상이 나타나는 것이다. 이는 양악수술 또한 마찬가지다.

이를 해결할 수 있는 유일한 방법은 피부나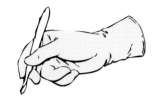
스마스를 제거하는 안면거상 수술이다. 고주파
레이저 같은 경우 남은 연조직을 덜어낼 수가
없어 효과가 미미하다. 실 리프팅과 지방 이식
은 흘러내린 피부가 그리 많지 않을 때는 개선이 가능하다. 그러나 근
본적인 원인을 해결하는 것은 아니므로, 6개월에서 1년 사이에 주기적
으로 리프팅을 받아야 한다. 안면거상술은 다른 시술들에 비해 리프팅
후 효과가 반영구적으로 나타나며 한번 제대로 받으면 다시 받을 필요
가 없다. 결국, 안면윤곽수술로 인한 처짐 현상의 근본적인 원인을 개
선할 방법으로는 안면거상술이 유일하다.

안면윤곽 부작용을 사전에 방지하는 페이스플랜

부작용을 방지하기 위해 안면윤곽수술과 안면거상을 동시에 진행할 수는 없을까?
있다. 물론 안면거상술이 안면윤곽수술을 했다고 해서 꼭 필요한 것은 아니다. 다만
부작용을 개선할 수 있고, 더욱 드라마틱한 얼굴라인 형성에도 도움을 줄 수 있어
필요한 것이다. 그 때문에 필자는 안면윤곽수술로 인한 부작용이 예상되거나, 걱정
되는 환자라면 안면윤곽수술과 안면거상을 동시에 진행하는 수술을 환자들에게 추
천하는 편이다.
비록 수술 시간이 길어질 수는 있으나 각각 따로 진행하는 것에 비하면 시간이 짧고
한 번의 마취로 두 가지 수술이 가능하다는 장점이 있다. 동시에 일상 복귀를 위한
컨디션 회복 기간도 최소화할 수 있어 기회비용 발생을 최소화할 수 있다. 따라서 두
수술을 따로 하는 것보다 동시에 진행하는 것이 부작용과 비용적, 신체적, 일상적 부
담을 줄일 수 있는 길이므로 부작용이 걱정된다면 고려해보는 것도 추천한다.

체중저하로 인한 얼굴 처짐 개선

두 번째로 많은 경우가 급격한 체중저
하다. '급격'하다는 것은 적어도 10kg 정
도를 감량하는 경우다. 고도비만이었다
가 무리해서 살을 빼본 사람들은 이해할
것이다. 얼굴뿐만 아니라 온 피부에 살
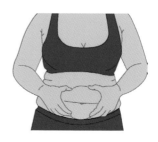
처짐 현상이 일어나고 이와 함께 과하게 쪘던 부위에 튼 살 자국이 남
는다는 것을.

피부는 고무풍선과 같다. 풍선을 작게 불었다가 공기가 빠지면 원래
대로 돌아오기 쉽지만, 크게 불었다가 바람을 빼면 고무가 늘어지게 된
다. 사람도 급격하게 살을 빼게 되면 피부가 줄어든 면적에 적응할 시
간이 없어 늘어난 채로 처지게 되는 것이다. 피부를 단단히 잡아줄 근
육층이 있다면 그나마 어느 정도 처짐을 방지하는 것이 가능하다. 그
러나 고도 비만 환자들은 운동한다 해도 유산소 운동 위주로 하는 경
향이 있어 더욱 살이 처져 보이고, 이는 얼굴은 물론이고 신체 전반에
걸쳐 나타나는 현상이어서 추가로 가슴거상, 복부거상 등의 시술이 필
요할 때도 있다.

급격한 다이어트로 갑자기 빠진 볼살은 마치 바람 빠진 풍선의 원리
와 비슷하다. 이 때문에 과도한 다이어트 후 얼굴의 살이 급격히 빠지

면서 보기 싫은 팔자 주름이나 심술보 등 노화의 특징들이 생길 수 있다. 사람에 따라 차이는 있지만 대부분 얼굴은 다른 부위보다 먼저, 쉽게 살이 빠진다. 스마스와 유지 인대의 약해짐과 늘어짐은 노화가 가장 큰 영향에 속하는데, 짧은 기간 내에 급격한 체중 변화가 있어도 생길 수 있다. 흔히 다이어트를 잘해서 체중이 빠진 분들을 보면 몸은 보기 좋지만, 얼굴은 많이 지치고 피곤해 보이는 이유가 여기에 있다. 이런 문제점을 개선하는 근본적인 방법은 늘어지고 약해진 스마스와 유지 인대를 다시 조여주고 당겨주는 것이다. 주름을 제거하는 안면거상술, 얼굴 지방 이식 등으로 해결할 수 있다. 안면거상술을 정확한 방법으로 시술을 받으면 이후 다시 다이어트를 해서 체중 변화가 있더라도 얼굴은 처짐이 훨씬 덜하게 된다.

안면마비 환자의 안면비대칭 개선 효과

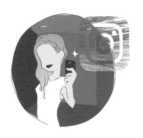

요즘은 SNS 활용도가 늘어나면서, 특히 청장년층에서 일상의 소소한 순간들을 온라인에 공유하고자 하는 경우가 많다. 그런데 이러한 소셜 활동이 즐거울 때가 있고, 즐겁지 못할 때가 있다. 즐거울 때는 사진이 잘 나왔을 때이고, 즐겁지 못할 때는 사진이 잘 나오지 않은 경우다.

사람들은 자기 얼굴일수록 엄격한 법이다. 남들 보기에는 괜찮은데, 이상하게도 잔주름, 안면 비대칭 등이 하나둘 내 눈에만 들어오곤 한다. 물론 실제로 명료하게 안면 비대칭이나 인디언 밴드, 팔자 주름 등을 겪고 있어 적나라하게 사진에 드러나는 일도 있다. 이럴 때 보통은 스스로에게 자신감이 떨어지고 남들은 재미있게만 하는 소셜 활동이 부담스럽게 느껴지기도 한다.

SNS 활동도 이제는 무시 못 할 대외적 활동이 되고 있다. 노년층에서 사회 활동을 조금 더 오래 하고 싶어 안면거상술을 받는 것처럼 SNS 활용도가 높은 20~30대에게는 온라인 활동 또한 중요한 안면거상술 요인이 될 수 있다. 단순히 나이만을 가지고 안면거상의 필요 유무를 정하는 것은 old-fashioned 한 생각이다.

특별히 노화가 과하게 진행되지 않았으나 위와 같은 이유로 안면거상을 원하는 젊은 환자들도 분명 존재한다. 보통 다른 병원에서 '젊은 나이에 웬 안면거상이냐'고 거절을 당하고 오는 젊은 환자분이 많다. 그러나 성형외과 의사라면 그런 환자의 needs에 맞게 마인드를 변화해야 하며, 가능한 치료법을 제안해 주는 것이 성형외과 의사의 의무라고 생각한다.

따라서 타이트한 느낌의 얼굴을 원할 때도 안면거상을 시행할 수 있다. 보통 미니거상술이 이에 해당하는 경우가 많다. 노화의 징후는 거의 없으므로 안면윤곽처럼 라인이 샤프하게 보이는 것을 원하여 받는다. 이때는 노화의 사인을 없애는 것보다는, 타이트함을 위해서 시행하는 것이기에 이 점을 환자에게 충분히 설명한다.

젊은 나이에도 안면 비대칭을 겪는 사례도 있다. 안면 비대칭은 얼굴에 가상의 중심선을 그었을 때, 얼굴 양쪽의 모양이나 크기가 서로 다른 것을 말한다. 또는 눈, 코, 입, 눈썹 등의 위치가 미묘하게 달라 얼굴의 양쪽이 대칭을 이루지 못하는 상태다. 물론 안면거상술로 좌우 비대칭을 맞출 수는 없다. 대신 편측 안면신경 마비를 앓은 환자의 경우, 마비된 안면근육을 움직이게 할 수는 없지만, 가만히 있을 때 어느 정도의 비대칭은 맞추는 것이 가능하다. 표정 근육의 길이를 조정해서 입꼬리의 처진 정도를 맞추거나, 외안각 고정술로 눈꼬리를 끌어올린다거나, 스마스를 올리는 장력을 조절하여 볼의 위치를 맞추거나, 눈썹이 떨어진 경우엔 이마거상을 한다거나 하여 유의미한 개선 효과를 주는 식이다.

젊은 환자의 안면거상

젊은 환자의 안면거상을 하면서 느낀 점은 40대 이상의 얼굴과는 전혀 다르게 접근해야 한다는 점이다. 유지 인대가 아직 단단하게 탄력성을 유지하고 있고 40대 이상의 환자보다 수술 전 여러 가지 시술을 받은 경우가 많은 편이다. 따라서 수술의 기왕력, 시술의 기왕력, 수술 시기, 시술의 종류, 주사 시술을 받았으면 종류 및 시술 횟수 등을 자세히 알고 그에 대비하여 수술해야 한다. 이러한 환자는 스마스가 많이 상해 있거나 얇아져 있을 수 있기 때문에 스마스를 최대한 보존하는 쪽으로 수술을 진행해야 하며 고령 환자들보다 훨씬 더 박리 범위를 넓게 가져가야 한다. 피하 박리뿐만 아니라 스마스 박리 범위를 크게 가져가야 상대적으로 단단한 유지 인대를 끊고 스마스를 거상 하여 얼굴을 동그랗게 말 수 있다. 적은 스마스 박리로도 효과를 비슷하게 볼 수 있는데 40대 이상의 환자 얼굴과 똑같이 하게 되면 효과가 떨어지고 자연스럽지 못하다.

젊은 나이에 안면거상술을 시행하면 유리한 점은 젊음을 오래 유지할 수 있다는 것이다. 또한, 노화를 예방할 수 있다. 잘라낸 피부나 스마스는 다시 자라나지 않으며 노화가 진행되어도 늘어나는 데는 한계가 있다. 예를 들어 수술한 본인과 수술하지 않은 쌍둥이가 있다면 수술받은 본인이 쌍둥이보다 훨씬 젊어 보이는 효과가 있다. 이런 의미에서 안면거상술은 반영구적인 효과를 지니고 있다. 외에도 젊은 나이에 하는 경우 나이 드신 분들보다 좀 더 활동적이며 순환이 빨라 회복 기간이 훨씬 짧다는 장점이 있을 수 있다. 젊음 유지 기간 연장과 빠른 회복은 나이가 들고 나서는 절대 얻을 수 없는, 20~30대 안면거상 환자의 특권이라 하겠다.

물론 젊은 분들에게 안면거상을 권하는 경우 심리적인 거리감을 느끼는 편이다. 이런 분들의 경우 다른 시술 지방 흡입, 레이저, 실 리프팅에 더 관심을 보인다. 하지만 이런 시술들이 효과가 드라마틱하지 않으며 지속기간이 길지 않다는 것을 스스로 느끼고 난 후에 다시 안면거상을 고려하는 경우가 많다. 그러나 다른 시술을 많이 하고 나중에 안면거상술을 받으려고 했을 때 물론 안면거상이 불가능한 것은 아니지만, 피부가 단단해지거나 스마스가 다쳐 수술의 난도가 올라갈 수 있다는 점을 인지해야 한다.

*

*

*

3

40~50대, 피부 처짐이 보일 나이

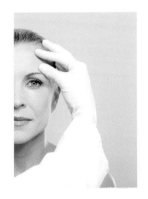

20~30대에서는 얼굴라인을 정돈하는 것이 주된 고민이지만, 40~50대에 들어서면 고민이 한층 더 복잡해진다. 최대 고민은 저하된 피부탄력일 것이다. 이에 더하여 이미 깊게 팬 주름도 고민이 되기 시작한다. 중장년층에 들어서면 남녀를 불문하고 얼굴에 대한 고민이 한 가지 이상 생기게 된다. 팔자 주름이 깊어지고 턱선이 무너지며 목에 주름이 생긴다. 눈 아래와 볼 사이에 인디언 밴드가 생기기도 한다. 탄력이 저하된 피부, 깊은 주름, 여기저기 움푹 팬 얼굴 등 종합적으로 나이 들어 보이는 문제점을 해결해야 기대했던 만큼의 효과를 볼 수 있다. 노화 현상의 한 가지 요소만을 해결한다고 해서 젊어 보일 수 있는 것은 아니다.

미용에 관심을 가지고 성형수술을 결심하는 환자들도 많아졌다. 따라서 성형외과에서도 이들을 겨냥한 시술도 많아졌다. 보톡스·필러 시술은 중장년 성형의 스테디셀러다. 그러나 현재에 이르러서는 어떠한 시술보다도 각광받는 것이 안면거상술이다. 상안검·하안검 수술, 안면거상술, 이마거상술, 자가 지방 이식 등을 통해 보톡스와 필러로 얻을 수 없었던 근본적 개선을 받을 수 있기 때문이다.

보톡스와 필러

• 보톡스

보톡스는 주름을 개선하는 가장 대표적인 방법이다. '보툴리눔 톡신'이라는 독성 물질을 희석시켜 얼굴에 투약하면 근육의 움직임이 저하된다. 엄밀히 따지면 보톡스에 의해 주름이 펴지는 것이 아니라 표정 근육의 사용을 억제해 주름이 없어진 것처럼 보이게 하는 것이다.

• 필러

필러는 볼륨이 부족하거나 꺼진 부위를 보충제로 채워 볼륨을 더하는 원리다. 이런 차이 때문에 보톡스와 필러는 각기 다른 용도로 쓰인다. 보톡스는 눈가주름 같은 가벼운 주름과 특정 표정을 지을 때 생기는 움직이는 주름에 효과적이지만, 필러는 팔자 주름같이 깊게 파인 주름이나 볼륨이 부족한 곳에 효과적이다. 보톡스와 필러 모두 지속기간이 6~12개월로, 영구적이지 않다는 점이 한계다.

40~50대에는 얼굴 전체의 주름을 개선하고 싶거나 다른 리프팅 시술로 효과를 보지 못한 경우, 여러 관리를 받아서 유지는 하고 있으나 드라마틱한 효과를 보고 싶은 경우, 피부노화의 근본적인 원인을 해결하고 싶은 경우나 처진 얼굴을 탄력 있게 개선하고 싶은 경우 등일 때

안면거상술을 받는 것이 매우 큰 도움이 된다.

중년에 시행할 수 있는 안티에이징 수술

안면거상술은 피부탄력이 떨어져 피부가 늘어질 때 주로 시행한다. 턱이 처져서 얼굴이 커 보이거나 이중턱이 됐을 때, 코 옆 피부가 심하게 처져 나이 들어 보일 때 시도된다. 안면거상술은 턱 라인과 목 쪽의 주름과 늘어진 피부를 개선하는 가장 효과적이면서 확실한 수술법이다. 나이 들어 보이는 요소를 보완하여 젊어지는 방법으로 근본적 해결이 필요한 40~50대의 주름과 처짐을 동시에 해결할 수 있다.

또한, 환자 상태에 따라 푹 꺼진 볼살 및 눈두덩이, 납작한 이마 등에 볼륨을 돋우는 상안검, 하안검, 이마거상술, 지방 이식 등을 병행하여 입체적이고 더욱 어려 보이는 외모를 만들 수 있다. 상안검 수술은 처진 눈꺼풀을 들어 올리는 수술이다. 노화로 눈꺼풀이 처져 시야를 가리는 경우, 나이 들어 보이는 경우, 늘어진 눈꺼풀 때문에 속눈썹이 눈을 찌를 때 시행한다. 처진 눈꺼풀 피부를 절제하고 위로 당겨 시원하고 또렷한 눈매를 완성한다.

반대로 하안검 수술은 노화로 눈 아래가 볼록해질 때 시행한다. 눈 밑 처짐이 심하지 않다면 지방재배치로 교정할 수 있지만, 눈 밑 처짐이 심할 때는 하안검 수술을 선택한다. 눈 모양의 변형 없이 자연스럽게 당겨줘 눈 밑 처짐은 물론 다크서클 개선 및 주름 개선 효과도 기대할 수 있다. 이마주름과 미간 주름을 동시에 개선하고 싶다면 이마거상술을 받는다. 머리 안쪽 피부를 절개하고 미간 주름을 만드는 근육을 절제한다. 이후 이마의 연부조직을 당겨 올려 뼈에 고정하는 것으로 마무리한다.

피부 곳곳에 움푹 내려앉은 부위가 생기면 자신의 지방을 이식해 볼륨을 채워 젊어 보이게 한다. 야윈 볼을 통통하게 하거나 팔자 주름을 개선할 때 주로 시도한다. 마르고 인상이 강해 보이는 경우 지방 이식 또는 지방재배치가 추천된다.

40~50대 수술 전후 주의사항

수술 전 주의할 점들은 앞서서 충분히 다루었지만, 특히 40~50대에 더욱 신경 써야 할 것들에 대해 다루고자 한다. 물론 40~50대만 알아둘 내용은 아니나 병원 및 의료진에 대한 정보 부족, 의료 분쟁, 여타 고질병 등의 문제는 특히 40~50대에서 빈번하게 일어나므로 여기에서 다루게 되었다.

ⓐ 수술 병원과 집도의 확인

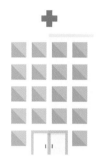

정보 과잉의 시대다. 수많은 병원에, 어느 곳을 선택할지 혼란스러울 수 있을 것이다. 이때는 간판을 자세히 살피는 것이 좋다. 성형외과 전문의가 진료하는 병원은 '성형외과의원'이라고 글자 순서 변경 없이 표기돼 있다. '성형외과'라는 단어가 표기됐다고 해서 모두 성형외과 전문의는 아니다. 예를 들어 'ㅇㅇ의원 진료과목 성형외과', 'ㅇㅇ클리닉 진료과목 성형외과', '성형센터' 등은 모두 성형외과 전문의가 아니다. 병원을 선택했다면 최소한 중요한 사전 정보는 알아보고 가야 하는데, 병원 홈페이지나 인물 정보 등을 확인해 '성형외과 전문의'가 정확히 적혀 있는지 확인하기를 바란다. 그리고 실제 수술을 담당할 집도의가 누군지 확인해야 한다. 특히 상담과 수술이 별개로 진행될 수가 있으므로 이를 확실히 확인한다. 수술에 참여하는 집도의가 다수일 경우에는 누가 어떤 역할을 담당하는지 확인한다.

ⓑ 복용 중인 약, 앓고 있는 질병

수술 전에는 복용 중인 약이나 앓고 있는 질병을 물어보는 것이 중요하다. 고혈압과 당뇨 등 기왕력 체크는 안면거상술뿐 아니라 모든 수술에서 필수적이

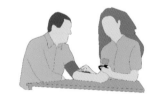

기 때문이다. 젊고 앓고 있는 지병이 없는 경우에는 특별한 검사를 시

행하지 않지만, 고령이거나 지병이 있는 경우 기본적으로 심전도 검사(EKG), 피검사, 흉부 X-Ray가 요구된다. 중장년은 고혈압, 당뇨병 같은 만성질환을 앓고 있을 가능성이 높다. 당뇨병 환자의 경우 수술 전 금식을 하므로 혈당 체크가 필수적이다. 또한, 조절이 어려운 당뇨일 경우 수술 후 상처가 잘 아물지 않는 문제도 있어 수술 전 혈당 수치 조절이 필수적이며 주치의나 내과 전문의와의 상의가 반드시 선행되어야 한다. 이는 고혈압도 마찬가지다. 수술 중 혈압이 변하고 출혈이 동반되기도 하며, 수술 후 혈압이 잘 조절되지 않을 때 혈종이 생길 수도 있으므로 수술 후 시간별로 혈압을 체크하여 필요한 조치를 취해야 한다. 피를 묽게 할 수 있는 아스피린이나 와파린은 물론, 오메가3, 비타민 E, 한약, 홍삼 등은 수술 중 출혈 발생의 확률이 높아지므로 수술 전후 1~2주가량 복용하지 않도록 한다.

60대 이상, 사회 활동과 나를 위한 수술

성형수술은 더는 젊은이들의 전유물이 아니다. 최근 들어 노년층도 성형수술에 관한 관심이 증가하고 있다. 노년층에서는 더 예뻐지는 것보다 더 젊어지고 싶은 마음으로 시술하는 경우가 많다. 눈을 크게 만들고 코를 높게 만드는 것이 아닌 본래 젊었을 때의 모습을 찾는 경향이 있다. 값비싼 의류와 보석으로 표면적인 화려함을 추구하는 것보다 성형수술을 통해 보다 젊어 보이는 것이 더 경쟁력을 가진다는 생각이 보편화되기 때문이다.

요즘 60대 이상의 연령대가 노인취급을 받지 않고 젊은 층만큼이나 건강하게 계속해서 일하는 고령화 시대가 된 것 또한 노년층의 성형수술을 부추기는 중요한 이유 중 하나다. 젊은 사람들과 일할 때 너무 나이 들어 보이는 것은 경쟁력을 감소시킬 수가 있으므로 피곤해 보이지 않고 '자연스럽게 젊어 보이기' 원하는 사람들이 늘어간다.

60대부터는 정말로 안면거상술이 필요한 나이가 된다. 다른 나잇대에 비해 전후 사진의 차이가 극명하게 드러나기도 한다. 안면거상술은 나이가 많을수록 개선 효과 차이가 크다. 가령 60대와 70대를 비교했을 때 70대는 늘어져 있는 스마스 층과 유지 인대를 아무리 강하게 조여준다고 하더라도 60대보다는 결과적으로 부족함이 생긴다. 따라서 안면거상술은 한 살이라도 젊을 때 받는 것이 개선 효과가 더 높다.

노년에 생긴 처진 눈, 팔자 주름, 턱선 등은 안면거상술을 먼저 고려하는 것이 가장 경제적이다. 얼굴이 집이라면 안면거상술은 기반 공사에 해당한다. 상안검·하안검 수술로 부분적인 수정을 하고 그 후 세세한 주름 등을 고려해야 한다. 안면거상술로 얼굴 전체 피부를 당겨주면 부분적인 주름이나 처짐 등은 어느 정도 개선된다. 보톡스나 필러가

싸다고 하여 미리 맞았다가 큰 효과를 보지 못하고 나중에야 수술을 고려하는 때도 있는데, 이는 오히려 피부를 약화시켜 수술을 어렵게 만드는 요인으로 작용할 수 있다.

60대 수술 전 주의사항

무엇보다 이 연령층에 중요한 것은 회복력이다. 더 나이가 들면 회복이 늦을 수도 있으니 너무 늦지 않게 받기를 권장한다. 회복을 생각한다면 얼굴 피부조직의 손상을 최소화하는 것도 관건이다. 또한, 고혈압이나 당뇨 등의 만성질환이 있을 경우가 많기 때문에 전신 상태를 고려하는 수술 및 수술 후 관리가 필요하다. 60대 이상 안면거상술에서 가장 중요한 사항은 부작용을 줄일 방법으로 접근해야 한다는 것이다.

ⓐ 수술에 과도하게 욕심내지 않기

세월을 되돌리고 싶다는 마음에 들떠 시술에 욕심을 내면 피부는 말하거나 웃을 때 부자연스럽고 인상이 뻣뻣해진다. 수술 또한 너무 집착하지 않는다. 60·70대의 피부는 전반적으로 늘어지고 주름이 있다. 그래서 주름진 이마와 처진 눈, 움푹 파인 볼의 상태에 따라 여러 시술을 조합해 자연스럽게 균형을 맞춘다. 과도한 교정은 나이에 맞지 않는 부자연스러움을 동반할 수 있으니 노화 정도, 표정 습관, 피부 결 등 본인의 피부 상태와 처짐 상태에 따라 의사가 권고하는 정도의 수술을 받기를 바란다.

ⓑ 약물 복용 금지 및 작은 것이라도 알리기

복용하고 있는 약은 무조건 의사에게 알린다. 특히 항응고제와 아스피린은 수술 전후 복용을 금지해야 한다. 혈소판 응집을 방해하여 수술 시 지혈을 어렵게 하는 경향이 있기 때문이다. 또한, 장기적인 스테로이드제 약물 사용은 상처가 낫는 속도를 떨어뜨리며, 장기적인 면역억제제 복용은 수술 후 감염 확률을 높일 수도 있다. 마약성 진통제의 장기복용은 크게 상관이 없으나, 고혈압 환자의 경우 정상 환자보다 혈압 변화량이 크기 때문에 수술 전후 모두 세밀한 혈압조절이 필요하다.

대부분 노년층 환자들이 의사가 복용 약물을 물어볼 때 처음엔 별 것 없다고 하다 나중에 물어보면 이런저런 영양제와 기능식품이 나오는 경우가 있다. 약을 먹는 것이 일상이 되어 수술에 영향을 줄 것이라는 생각을 아예 못하는데, 이는 스스로 판단하지 말고 의사가 판단할 수 있도록 반드시 알려야 주어야 한다.

ⓒ 당뇨·고혈압은 사전에 내과 전문의와 상의하기

40대를 넘어서면서 사람들은 만성질환의 위험을 안고 사는데, 60~70대는 지병이 있을 확률이 높으므로 상담 시 간단하게라도 언질을 주는 편이 안전하다. 마취가 필요한 미용수술을 하기 전 다니고 있는 병원급 의료기관에 먼저 문의하는 것이 일반적이며, 당뇨·고혈압 등

만성질환자는 수술 전 혈당 및 혈압 관리가 필요하다.

ⓓ 사후 회복 기한은 길게 갖기

60~70대는 피부의 회복 속도가 20~30대보다 현저히 느리다. 그렇기에 시술 후 사후관리가 중요하다. 재생이 젊은 사람보다 느리므로 조급해하지 말고 천천히 회복기를 갖는다. 일반적으로 안면거상술은 4주 후부터 운동 등 일상생활이 완벽하게 가능하다. 60대 이후부터는 순환이 떨어지긴 하나 다른 사람에게도 자연스럽게 보이려면 대략 3~4주의 회복기를 거치면 충분하다. 피부 결이 다르거나 턱밑이 불룩해 보이거나, 광대가 어딘지 나와 보이는 일시적 현상까지 모두 좋아지기 위해서는 넉넉하게 3달 정도 잡으면 된다. 물론 고연령층의 경우 이보다 조금 더 걸릴 수 있음을 유의하자.

노년층의 삶에도 아름다움이 깃들기를

60대의 여성들도 '할머니'란 말은 싫어한다. 어느 나잇대나 여자로서 존중받고, 아름답고, 예쁜 모습으로 가꾸어 가길 원하는 것이 당연하다. 젊어지고 아름다워지려는 욕구는 갑자기 어느 한순간에 생겨난 것이 아니다. 많은 시간과 돈을 투자하는 자녀 교육, 남편 뒷바라지 등 정신없이 바쁜 삶을 살다가 어느 날 거울 속에 비친 본인의 모습에 놀라는 경우가 많다. 어느 정도 여유가 있고 삶이 안정됐다고 생각되었을 때 잃어버린 자신의 모습을 찾고 자신감도 회복하고자 성형외과의 문을 두드리는 것이다.

아름다움을 찾아주는 성형외과 의사로서 필자는 주변에 성형을 원하는 60대의 부모님, 남편, 아내가 있다면 더 긍정적으로 힘을 실어주기를 바란다. 실제 안면거상술을 생각하는 60대 환자라면, 스스로 그럴 자격이 있음을 더욱 확신하기 바란다. 젊음을 찾는 안티에이징 시술로 흔히 찾아오는 갱년기 우울증도 수술 후에 약물치료에 의존하지 않으면서 자신감을 갖고 이겨내는 경우가 많다.

많은 노년층 여성들이 수술 후 10~20년이 젊어 보이는 자기 모습에 만족하고 옷 스타일부터 달라지는 경우가 다반사다. 남성들의 경우엔 젊은 사람과 일하는 경우 더욱 젊어진 자신의 모습으로 자신감을 갖고 경쟁력을 갖게 된다. 안면거상술로 인한 실제 변화가 정말 크기 때문에 매사에 진취적으로 바뀌고 새로운 삶에 대한 의욕을 갖는다.

현존하는 수술 중, 안면거상술은 수술하며 효과를 즉각적으로 볼 수 있고, 조직 자체가 리프팅 된 상태를 유지할 수 있는 거의 유일한 방법이다. 물론 수술범위가 넓고 회복 기간이 긴 것은 단점이나, 모든 수술이 그렇듯 수술범위가 좁거나 회복 기간이 짧은 수술은 그만큼 효과가 작기 마련이다. 이렇게 필자가 안면거상을 설명하고, 솔직한 장점을 이야기하더라도 안면거상에 대한 거리감은 쉽게 좁혀지지 않을 수도 있다. 다만 안면거상은 지금도 학회의 중심에 선 '핫 이슈'로 전 세계의 수많은 대가가 계속해서 수술 방법을 발전시키는 수술이니, 수술의 실제 효과 및 수술을 할 만한 가치는 충분하다고 생각한다.

　살아가는 동안 행복해지고 싶지 않은 사람, 아름다워지고 싶지 않은 사람이 어디 있으랴. 나이가 들었다고 해서 그 마음이 사라지는 것은 아니다. 외모가 심리적, 사회적으로 끼치는 영향력은 막대하다. 다만 주의할 점은 잊지 않으면서 더욱 건강한 삶을 찾아 나가길 바란다.

안면거상술에 대한 궁금증

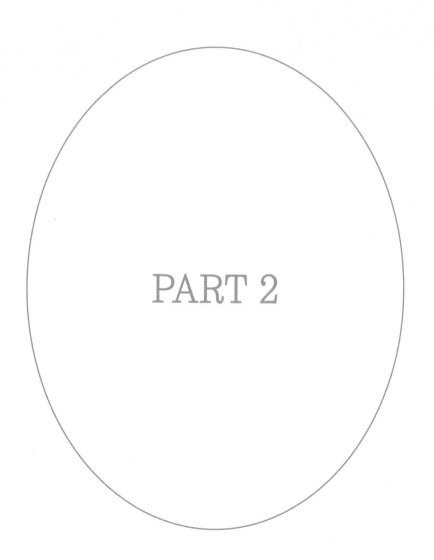

PART 2

A

*

안면거상술에 대한 이해

*

*

*

1

안면거상술이 팔자 주름에도 효과가 있나요?

있다. 그러나 팔자 주름을 없애기 위한 수술은 아니라는 점을 생각하자.

일반적으로 우리가 '팔자 주름'이라고 부르는 것은 코 옆 선을 타고 양쪽 볼로 이어지는 부위에 '팔(八)' 자 모양으로 생기는 주름을 말한다. 해당 부위의 팔자 주름은 나이가 들면서 웃는 표정에 의해 자연스럽게 생긴 주름이지만 얼굴을 나이 들어 보이게 하는 주범이기도 하다. 한 번 생기면 없애기가 어려워 팔자 주름 개선을 위한 시술을 찾는 사람들이 많다.

안면거상술은 팔자 주름을 완전히 없애는 수술은 아니다. 수술적인 안티에이징 방법의 하나인 안면거상술은 유일한 피부 정돈 및 탄력 회복 '수술'이다. 다시 말해, 안면거상술은 팔자 주름 제거가 아닌 '개선' 수술이며, 현재 그 어떤 리프팅 시술보다 늘어진 팔자 주름을 '성형'하는 데 큰 효과를 보이는 방법이다. 팔자 주름의 높이가 낮아 문제가 되는 경우라면 필러나 지방 이식, 보형물 삽입을 통해 높이를 더하는 수술을 병행해 더욱 효과적으로 팔자 주름을 개선할 수 있다.

그러나 저렴하다는 이유로 보톡스나 필러를 무턱대고 맞았다가 팔자 주름 개선에 큰 효과를 보지 못해 이후에 안면거상술을 고려하는 예도 적지 않다. 하지만 그렇게 되면 피부가 약화되어 안면거상술이 어려울 수 있으므로 기반 공사에 해당하는 안면거상술을 먼저 고려해 얼굴 전체의 피부를 우선 당겨준 다음 세세한 부분을 개선해나가는 방법이 더 효과적이다.

*

*

*

2

실 리프팅과 레이저 시술, 안면거상의 차이는?

반영구성이 가장 큰 차이라고 할 수 있다.

안면거상술과 실 리프팅, 레이저는 '주름 개선'이란 목표가 있다. 노안을 유발하는 주름을 팽팽하게 펴 젊고 생기있는 얼굴을 만들고자 시행하는 대표적 '동안 성형'이다. 그러나 지향점만 동일할 뿐, 3가지 방법은 전혀 다르다. 방법을 선택하기 전 특징을 잘 고려해야만 후회하지 않는 결과를 만들 수 있다. 먼저 레이저 시술과 실 리프팅에 대해 조금 더 상세히 알아보고, 안면거상술과의 차이를 후술하겠다.

레이저 시술

레이저의 기본 정의는 '열에너지, 빛 에너지를 응집하여 방출하는 것'

을 말한다. 동안을 위해 선택하는 레이저는 주로 열에너지(HIFU 초음파)를 이용한다. 레이저는 '수술'이 아닌 '시술'에 속하므로 환자와 의료진의 부담이 상대적으로 적고, 절개 등의 과정도 필요로 하지 않는다. 적합한 장비와 피부에 직접 접촉할 팁을 준비하여 시술을 진행하면 된다. 주로 마취 크림을 발라 통증을 낮춘다.

리프팅 레이저의 원리는 돋보기로 플라스틱을 녹이는 것과 같다. 열을 받은 부분의 플라스틱이 녹게 되면 조직은 연해진다. 이때 돋보기로 열을 주입하는 걸 멈추면 플라스틱 온도가 내려가며 쪼그라들게 된다. 연해진 조직들이 인접한 조직들과 엉겨 붙으며 거리를 좁히고 원래의 모양을 유지하려 하기 때문이다. 피부에 적용하자면 다음과 같다. 리프팅 레이저가 시술 부위에 주입되면 해당 부분의 진피 섬유조직 및 근육층이 쪼그라들면서 인접한 부분과 붙으려는 성질이 나타난다. 피부가 열에너지를 이겨내고 회복하는 과정에서 헐거운 조직 사이가 좁혀지고, 타이트함을 느끼게 된다.

즉 리프팅 레이저는 진피 혹은 근막층에 주입되는 시술로, 열을 통한 피부의 수축 효과를 타겟으로 삼는다. 그러나 열에너지가 피하지방에 응고점을 만들 때 오히려 피부가 지방층을 손실하여 피부 꺼짐을 유발할 가능성이 생긴다. 또한, 유지 기간이 종류에 따라 3개월~1년으로 짧은 편이다. 지속적인 효과를 위해서는 반복 시술이 필요하다. 이 과정에서 피부는 거듭하여 열에너지를 받아야 하므로 표피에 화상을 입을 수도 있다. 그리고 피부가 수축하는 시간이 필요하므로 즉각적인 주름 개선이 이뤄지지 않는다. 피부 회복 기간인 2주가 지나야 서서히 효과가 눈에 보이게 된다.

실 리프팅

실 리프팅은 말 그대로 '실'을 이용한 리프팅 과정이다. 이 과정 역시 '수술'이 아닌 '시술'에 해당한다. 그러므로 주입할 시점에는 절개가 필요치 않다. 주사기(인젝터)를 통해 실을 삽입하므로 시술 시간 역시 아주 짧은 편이다. 다만 실 자체의 굵기가 있으므로 일반적인 주사보다는 통증이 크다. 사전에 마취 크림을 바르거나 환자의 요구에 따라 수면마취로 진행하기도 한다. 사용하는 실의 종류는 다양한 편이지만 크게는 녹는 실과 녹지 않은 실로 분류된다.

실 리프팅의 원리는 중력에 의해 아래로 처지는 피부조직에 실을 넣어 처짐을 막는 것이다. 피부 속에 주입된 실이 조직에 엉겨 붙어 각 조직이 아래로 처지지 못하게 지지하는 역할을 해준다. 레이저와 달리 피부 내부의 회복이나 생물 작용은 이뤄지지 않는다. 실의 힘을 이용한 물리적 방법이다. 그 덕분에 즉각적인 효과를 육안으로 확인할 수 있다. 물론 어느 정도의 붓기는 동반된다. 또한, 실의 개수를 의료진과 상의하여 증가시킬 수 있다. 더 많은 실을 삽입하면 피부 속에 더 많은 지지대를 삽입하는 것으로, 더 강력한 효과를 기대할 수 있다. 지속기간이 레이저보다 더 긴 편이다. 녹는 실이든 녹지 않는 실이든, 효과는 모두 6개월에서 1년가량 지속된다.

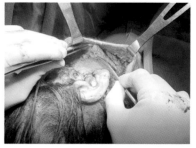
실 리프팅으로 인해 약해진 스마스

다만, 외부물질을 체내에 실 리프팅으로 인해 약해진 스마스 주입하는 것이므로 부작용에 대한 위험이 레이저보다 크다. 피부 괴사, 뒤틀림, 실 비침, 신경 손상 등의 부작용이 유발될 수 있다. 만약 녹지 않는 실을 사용했다면 실을 제거해야만 한다. 이때에는 절개가 필요하며 전부 제거 못 할 가능성이 있다.

즉 실을 주입할 때는 간단하지만 제거하는 과정에는 고통이 따른다. 그렇다고 녹는 실을 선택하면 지속기간이 짧으므로 결국 레이저처럼 주기적으로 시술을 받아야 한다. 덧붙여 실은 유지 인대가 끊어지지 않으며 가느다란 실로는 무거운 얼굴 조직을 들어 올리기도 힘들고, 얼굴 조직이 바닥에 붙어있으므로 효과 자체가 제한적이다.

안면거상술과의 절대적 차이점

첫 번째로 레이저, 실 리프팅과 달리 안면거상술은 '수술'에 해당한다. 시술이 아니므로 절개가 요구되며 이 과정에서 전신마취 또는 수면 마취가 필요하다. 또한, 회복 기간도 좀 더 소요된다. 2주 /3개월 /6개월의 단계에 걸쳐 큰 붓기/ 작은 붓기/ 잔 붓기가 사라지며 이 과정 동안 주기적인 내원이 필요하다. 그러나 타 성형수술과 비교해본다면 안면거상술이 특별히 '수술적으로' 부담스러운 특징은 없다.

두 번째로 주름에 대한 접근 방식이 다르다. 레이저는 진피, 근막층에 열을 주입하여 인위적인 회복을 도모하는 것이고 실 리프팅은 외부 물질로 피부를 지지하는 것이다. 그러나 안면거상술은 피부를 처지게 하고 주름을 유발하는 요소인 SMAS층을 직접 박리 한다. 두 가지 방법이 노화 개선에 간접적인 접근을 시도한다면, 안면거상술은 노화의 원인에 대한 직접 대책이므로 더 확실한 접근을 거친다.

세 번째로 유지 기간이 다르다. 시술의 유지 기간이 최대 1년 정도인 것에 비해 안면거상술은 유지가 잘 되면 10년 이상도 지속된다. 이는 SMAS층을 박리 하면 결코 처음으로 원상으로 복구되지 않기 때문이다. 아래로 처지는 영향을 가장 많이 받는 피부층이 박리되므로 주름을 빠르게 개선하면서도 그 효과를 오래 이어갈 수 있다. 외부물질을 주입하지 않고 유지 기간이 길기에 장기적인 만족이 가능하다.

네 번째로 경제적 효용이 높다. 레이저와 실 리프팅, 그리고 안면거상술의 1회 비용만 비교해본다면 안면거상술이 월등히 높다. 그러나 비용대비 유지 기간을 고려한다면 결과는 다르다. 두 가지 방법은 수십만 원에 6개월~1년 정도, 환자에 따라 더 짧은 기간만 유지된다. 지속적인 효과를 원한다면 거듭하여 반복 시술을 해야 한다. 반면 안면거상술은 1회만으로 긴 유지 기간을 기대할 수 있는 특징이 있다. 비용대비 유지 기간이라는 경제적 효용을 따져본다면 안면거상술이 더 높다.

다섯 번째로 적용 연령대가 넓다. 노화 개선 니즈가 높은 중장년층의 경우 오히려 레이저와 실 리프팅만으로는 만족하지 못하는 경우가 많다. 이미 SMAS층이 많이 처져 있는 상태에다 피부의 종합 건강이 저하돼 시술로는 부스팅 효과를 누리기 어렵다. 그러나 안면거상술은 중장년층에게도 드라마틱한 효과를 보인다. SMAS층은 누구에게나 존재하므로 20대들도 니즈에 따라 수술을 고려해볼 수 있다.

	안면거상술	레이저	실 리프팅
절개	있음	없음	없음
마취	전신 또는 수면	부분, 크림 마취	부분, 크림 마취
적용부위	스마스층	표피 열 주입	진피층 리프트
유지 기간	10년~15년	3개월~최대 1년	최대 1년
경제성	한번 시술	다 회 시술	다 회 시술
연령층	20대~노년층	20~30대	20~30대

*

*

*

3

안면거상은 딱 한 번만 가능한 수술?

아니다. 충분히 재수술이 가능한 수술이다.

그러나 이는 스마스 처리가 제대로 되지 않은 상태를 우선적인 전제로 한다. 안면거상술을 다시 받고자 할 때는 환자에게도 분명한 이유가 있다. 예전에 안면거상술을 받았는데 효과가 조금 빨리 없어졌다거나, 개선의 정도가 조금 떨어진다고 생각되는 경우가 있다. 이 경우는 박리 범위가 너무 작았거나, 스마스를 제대로 처리하지 않은 경우가 대부분이다. 스마스가 처리되지 않았다는 것은 결국 새로운 스마스와도 같다고 볼 수 있어서, 재수술하는 것이 가능하다.

또는 흉터가 보인다거나, 칼귀가 되었다는 등의 부작용을 겪어 재수술을 원하기도 한다. 이 경우도 이럴 때는 흉터를 보이지 않도록 숨겨주거나 칼귀를 동그란 모양으로 개선해주는 등의 작업을 같이 시행할

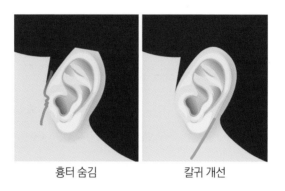

| 흉터 숨김 | 칼귀 개선 |

수 있다. 스마스의 심한 손상이 있는 경우라면 안면거상으로 해결하기
보다는 앞쪽 스마스를 더욱 조여서 해결하는 것이 좋다.

흉터나 칼귀가 원인이라면 앞선 경우와 달리 이 경우는 스마스까지
제대로 처리했는데도 만족도가 떨어지는 사례가 될 수 있다. 이 경우
는 앞선 사례보다 재수술이 어려울 수는 있다. 수술이 완벽하게 이루
어졌다면 10~15년 이후에 재수술해서 다시 한 번 얼굴의 탄력을 되찾
는 것을 권장한다. 물론 처음 시술을 했을 때만큼의 효과를 볼 수 있
는 것은 아니지만, 어느 정도의 가시적인 성과를 기대할 수 있다. 그러
나 안면거상술을 다시 받는다고 해서 모든 문제가 해결된다고는 할 수
없다. 따라서 재수술을 추천하지 않는 때도 있다. 예를 들어 의사가 파
악하기로는 이미 스마스 층이 많이 당겨져 있고 남는 조직이 없는 상태
라면, 재수술을 권하지 않는다. 환자 주관적인 판단에 따라서 재수술
의 효과가 미미하다고 보아 재수술을 받고자 하는 것이라면 재수술 보
다는 다른 방법을 통해서 해결하는 것이 낫다. 또는 아직 흉터가 단단

한 때도 있다. 예시 사진 속의 환자 같은 경우 조금 더 기다렸다가 조직이 부드러워지고 나서 받는 게 좋다.

기존의 안면거상술이 만족스럽지 않은 경우에도 재수술은 가능하다. 다만 이 경우 기존에 제대로 처리 되지 못한 스마스 등을 처리하는 데 초점이 맞춰지기 때문에 처음과 같은 극적인 효과를 기대하기보다 미흡한 첫 수술로 인한 불편함이나 문제점 등을 개선하는 정도의 효과를 얻는다고 생각하는 것이 현실적이다. 결론적으로 안면거상술은 살면서 딱 한 번만 가능한 수술은 아니며, 추후 경과에 따라 재수술을 고려할 수 있지만, 첫 수술과 비교했을 때 효과 면에서 차이가 있을 수 있다.

*

*

*

4

얼굴뼈 수술 후 안면거상술

두 가지를 동시에 진행할 예정이라면 안면거상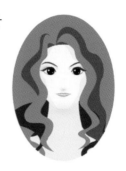
을 바로 진행할 것을 고려하여 윤곽 수술을 해
야 한다. 윤곽 수술만 하는 의사는 안면거상에
경험이 많이 없어 이를 고려하지 않고 수술할
가능성이 크다. 안면거상술을 염두에 두고 있다
면 두 수술 모두 가능한 전문의를 만나야 한다.

저자 같은 경우에 광대뼈 축소술, 사각턱 축소술, 턱 끝 수술의 경
우 2시간이 조금 넘으며 안면거상의 경우 3시간이 조금 넘는 시간이
걸린다. 빠르고 정확한 시술은 시간적인 이득을 얻을 수 있고, 수술
비용도 줄일 수 있으므로 경제적으로 훨씬 득이 된다.

얼굴뼈 수술은 주로 작은 얼굴을 원하는 환자들이 선택하는 방법이

다. 단단한 뼈 조직과 연 조직을 동시에 줄이는 수술로, 얼굴 면적 감소 효과가 크다는 특징이 있다. 또한, 불필요한 뼈 돌출을 개선하여 매끄럽고 부드러운 인상을 만들 수 있다.

그러나 뼈를 삭제하여도 그 자리에 남은 살과 근육은 사라지지 않는다. 이러한 이유로, 얼굴뼈 수술을 경험한 환자들이 살 처짐 증상을 호소하기도 한다. 얼굴의 크기를 축소하는 데 성공했다 해도 살 처짐을 겪을 경우, 인상 개선이 어렵다. 많은 환자가 얼굴뼈 수술과 안면거상술을 동시에 고려하는 이유가 여기에 있다.

얼굴뼈 수술과 안면거상술은 함께 진행하는 것이 가능하다. 하지만 무엇을 먼저 진행하느냐에 따라서 얼굴의 붓기 정도가 달라진다. 얼굴뼈 제거와 SMAS층 박리의 상관관계에 대하여 잘 알고 있는 전문의를 만나야 한다.

얼굴뼈 수술과 함께할 때 주요 포인트

이처럼 얼굴뼈 수술과 안면거상술은 함께 진행하는 것이 가능하다. 하지만 윤곽 수술 진행 후 수술 부위에 붓기가 생기기 전에 안면거상 수술이 진행되어야 한다. 이 경우 삭제된 부위의 처진 피부까지 한 번에 당길 수 있으므로 얼굴 크기를 보다 드라마틱하게 줄일 수 있다. 하지만 3가지 포인트를 고려해야 한다.

    첫째로 국소마취제를 선택할 때 붓기 최소화를 고려해야 한다. 둘째로 시야 확보를 위한 최소한의 골막만 박리해야 한다. 뼈 절제의 경우 빠르게 마무리하여 환자의 추후 회복 과정을 줄일 수 있어야 한다. 마지막으로 얼굴뼈 수술과 안면거상술 모두 평균 이상의 실력을 갖춘 의료진이 집도해야 한다. 단순히 붓기 문제가 아니라 두 수술을 연달아 시행하는 과정에서 림프 순환 통로, 연부조직에 모두 위험이 증가하기 때문이다. 만약 서로 다른 의료진에게 이를 맡겼을 경우 상세한 사후 경과를 파악하기 힘들다. 환자의 빠른 회복을 위해서 반드시 의료진의 실력과 총 소요시간을 따져봐야 한다.

5

안면거상술 이후 재수술, 유의할 점은?

의료기관 선정, 명확한 목표 설정, 환자 부담 감수 등이다.

안면거상술을 받았을 때 충분한 효과를 거두지 못해 단기간에 재수술을 고려하는 때도 있다. 1개월 정도의 짧은 기간이 지난 후 다시 피부가 처지거나 귀의 변형(칼귀), 심한 흉터 등의 증상이 나타난다.

이럴 때 기존에 잘 진행되지 않았거나 불완전하게 처리된 스마스를 다시 확실하게 박리하여 당기는 재수술이 필요한데, 재수술은 첫 수술보다 까다로울 뿐만 아니라 첫 수술만큼의 효과를 기대하기 어렵다. 피부와 스마스를 조금 더 잘라 문제점을 개선하는 정도로 현실적인 목표를 잡고 접근해야 한다. 재수술 시에는 안면 조직 사이에 흉터가 형성되어 있으며 박리 시에 조직 사이를 명확하게 구분하기 힘들 수가 있으므로 수술 과정에서 자칫 이를 잘못 건드리게 되면 안면신경 마비까지도 발생할 수 있다. 의사의 숙련도가 떨어져 피부를 고르게 박리하지 못한 경우 피부가 울퉁불퉁해지거나 안면 비대칭이 발생하는 등의 문제도 나타날 수 있다.

안면거상술을 비롯한 성형 재수술은 1차 수술과 비교하면 수술 방법이 까다롭고 완성도 또한 떨어질 수밖에 없으며 비용 부담도 적지 않다. 안면거상술과 같이 고도의 기술을 요구하는 수술은 특히나 수술 집도의의 실력이 가장 중요하다. 간혹 일부 병·의원에서 수익창출을 위해 터무니없이 저렴한 금액을 제시하며 안면거상술을 유도하는 경우가 더러 있다. 이 경우 상담과정에서 추가비용을 무리하게 요구하거나 옵션 등이 추가될 우려가 크니 충동적으로 수술을 감행하거나 저렴한 수술 비용, 이벤트 등에 현혹돼 수술을 결정하는 것은 피해야 한다. 안면거상술을 고민하고 있다면 지나치게 저렴한 가격에 현혹되지 말고 풍부한 안면거상 경력이 있어 믿을 수 있는 의료기관을 처음부터 신중하게 찾을 것을 권한다.

*
*
*

6

어릴 때 안면거상술을 해도 되나요?

환자의 니즈만 명확하다면 문제없다.

안면거상술의 피부 리프팅 효과가 확실하다 보니 이 수술을 중장년 층만 선택하는 방법으로 오해하는 경우가 많다. 안면거상술의 목적은 '주름 생성에 직접적 원인인 SMAS층 박리로 인한 강력한 리프팅'이 지만 대상 환사의 나이가 정해져 있는 것은 아니다. 환자 본인의 니즈만 존재한다면 다양한 연령층에서 선택 가능한 방법이다.

────── **윤곽 수술과 안면거상술은 다르다**

어린 연령대 환자의 경우 윤곽 수술이 안면거상술을 대체한다고 오 해하기도 한다. 그러나 윤곽술과 거상술은 엄연히 다른 방법이다. 윤곽

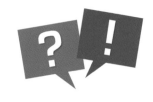

술의 경우 얼굴의 뼈를 정리하여 세련된 라인을 만드는 데 중점을 둔다. 피부나 살이 아닌 뼈 모양을 변형시켜야 하므로 얼굴의 복잡한 혈관과 신경을 피해야 하는 어려움이 있다. 광대 윤곽의 경우 입안이나 옆얼굴, 두피를 일부 절개하여 돌출 뼈를 잘라내고 다시 고정한다. 만약 돌출 부위가 심하지 않다면 뼈를 갈아 크기를 축소하기도 한다.

결과적으로 윤곽 수술은 뼈의 직접적인 삭제 및 변형을 요구하는 수술이다. 안면거상술과 공통점이라면 일부 피부 부위에 절개가 필요하다는 점, 작은 얼굴을 만들고 라인을 세련되게 한다는 점이다. 이외의 수술 진행 방법에는 큰 차이가 있다. 그러므로 나이가 어릴 때 안면거상술이 부담스러워 윤곽 수술을 선택하는 것은 전혀 다른 결과를 초래한다. 자신이 원하는 점이 단순한 뼈 축소인지, 주름 개선과 리프팅인시를 명확히 구분하여 선택할 필요가 있다.

안면거상술로 얻는 윤곽 수술 효과

20대 환자들은 전체 환자 중 가장 젊은 층에 속한다. 그러나 호르몬 변동과 노화로 인해 20대 중후반을 넘어서면 미세한 주름이 생기기 시작한다. 이를 예방하고 30대에도 탄탄한 피부를 갖고자 하는 이들이 안면거상술을 선택한다. 어린 연령대에 SMAS층을 미리 박리함으로써 이후 주름 리스크를 줄이게 된다. 기존 주름이 적어 수술 후의 드라마틱한 변화가 비교적 적을 수 있으나 젊고 건강한 피부의 주름을 미리 줄이는 것과 그대로 노화를 진행시키는 것은 분명 다른 선택이다.

또한, 작은 얼굴을 원하는 환자들이 선택하기도 한다. 리프팅이나 노화 개선보다 얼굴 전체 크기를 축소시키고 싶을 때 가장 먼저 고려하는 것은 윤곽 수술이다. 그러나 뼈 자체가 크게 돌출되어 있지 않거나 얼굴의 라인 자체에 큰 문제가 없는 때도 있다. 이럴 때는 처져 있는 피부를 위로 잡아당겨 주면 하관부에 자연스럽게 브이라인이 생기면서 얼굴이 축소되는 효과가 있다. 또한, 뼈를 삭제하지 않으므로 환자가 느끼는 부담이 적다.

안면거상술로 얻는 하관 개선 효과

30대는 본격적인 노화가 시작되는 시기다. 눈에 띄는 주름이 늘어나므로 리프팅에 대한 수요가 급증하게 된다. 실제 모 피부과에서 발표한 통계에 따르면 2020년 상반기 주름 개선 리프팅 환자 중 가장 많은 비중을 차지한 연령대가 30대(36.1%)다. 이는 주름 진행이 가속화된 40대(33.3%)보다도 높은 수치였다. 눈에 보이는 큰 주름을 미연에 방지하고 노화를 멈추고자 하는 니즈가 가장 큰 연령대다. 그러므로 윤곽 수술로 뼈를 삭제하는 것보다는 주름에 더 드라마틱한 효과가 있는 안면 거상술이 적합하다.

또한, 안면거상술로 무너진 하관부 라인이나 이중 턱 증상도 개선할 수 있다. 얼굴을 위로 강하게 잡아 당겨 올리는 효과가 있기 때문이다. 만약 20대에 이미 윤곽 수술을 진행했다면 30대에 눈 밑 꺼짐, 이중 턱, 하방 처짐, 볼 처짐의 어려움을 겪을 가능성이 있다. 이때도 안면거 상술로 관리가 가능하다.

이처럼 안면거상술은 젊은 20·30세대들에게도 좋은 선택이 될 수 있다. 본인이 원하는 수술 후의 모습이 어떤가에 따라 안면윤곽술과 구 분하여 시도할 필요가 있다. 얼굴 면적 축소와 더불어 리프팅까지 잡고 싶다면 두 가지 수술을 모두 고려하는 방법도 있다. 안면거상술이 단순 한 안티에이징만을 위해 고안된 수술이 아님을 알아둘 필요가 있다.

*
*
*

7

이마거상술, 목거상술과 같이 해서 얻는 장점

자연스럽고 완성도 높은 결과가 장점이다.

안면거상술을 통해 직접적인 효과를 볼 수 있는 범위는 처진 볼, 불독살이나 팔자 주름, U라인, 목선으로, 이목구비를 제외한 눈썹부터 목까지다. 이것만으로도 어느 정도의 효과를 볼 수 있지만, 좀 더 완벽하고 자연스러운 동안을 만들기 위해서는 해당 범위 외에 얼굴과 이어진 또 다른 부위들도 조화를 이룰 수 있도록 해야 한다. 얼굴에 해당하는 범위의 주름이 개선되었다고 해도 이마나 목 등에 주름이 많은 경우라면 효과를 제대로 보지 못할 수 있기 때문이다.

일반적으로 안면거상술과 함께 할 수 있는 수술에는 이마거상술과 목거상술이 있다. 이러한 시술을 병행하면 안면거상술에 포함되지 않는 얼굴의 나머지 부분까지 개선할 수 있어 더욱 자연스러우면서 완성도 높은 결과를 기대할 수 있다.

이마와 목 개선이 주는 시너지 효과

처진 이마를 개선하는 이마거상술은 매끄럽고 동그란 이마를 만드는 동시에 이마의 영향을 받을 수 있는 눈썹, 눈꺼풀, 미간, 눈가의 문제까지 해결한다. 눈썹이 비대칭이거나 양 눈썹의 기울기가 다른 경우 눈썹의 위치를 바꾸어 자신감 있는 인상을 줄 수 있고, 처진 눈매를 또렷하게 만드는 효과 또한 나타난다. 이마가 좁아 고집스럽거나 사나워 보이는 인상 개선에도 이마거상술이 추천된다. 이처럼 이마거상술은 인상에 생각보다 큰 영향을 주는 이마와 눈썹, 눈매 등의 문제를 개선하여 안면거상술과 함께 했을 때 더욱 큰 시너지 효과를 낸다.

노화로 인해 늘어진 목 피부를 탄력 있게 끌어올리는 목거상술 역시 목주름과 이중 턱 고민을 한 번에 해결해주어 안면거상술과 병행하면 동안을 만드는 데 큰 도움을 줄 수 있는 수술이다. 특히 선천적으로 목에 주름이 많거나 잘못된 생활습관으로 목주름이 심해진 경우, 안면윤곽술이나 양악수술 후 살 처짐으로 얼굴이 커 보이는 경우라면 목거상술로 눈에 띄는 개선 효과를 볼 수 있으므로 안면거상술과 함께 상담받아보는 것이 좋다.

이마와 목 개선이 필요할 때 안면거상술을?

목주름을 개선하기 위해 목거상술을 고민하고 있다면 도리어 안면거상술을 함께 받는 것도 방법이다. 목주름은 활경근을 강화해주는 동시에 목주름의 위치까지 이동시켜야 해서 목 피부를 수직에 가깝게 당겨주는 것이 좋은데, 목거상술만 하는 경우 피부가 비스듬히 땅겨져 개선 효과가 떨어질 수 있다. 그럴 때 안면거상술과 함께 목거상술을 하면 수직에 가깝게 목주름을 당겨 효과가 높아질 수 있으므로 병행할 것을 권한다.

사람마다 차이가 있지만, 만족도 높은 주름 개선을 위해서는 안면거상술과 함께 이마거상술, 목거상술을 고려하는 것이 바람직하다. 하지만 수술범위가 늘어나면서 비용적인 부담이 늘어날 수 있으므로 의사와 상담해 수술 효과를 검토하고 합리적인 판단을 내리는 것을 추천한다.

*

*

*

8

안면마비 후 받는 안면거상

안면마비는 연령층을 막론하고 생각보다 많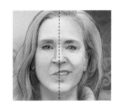
이 발생하는 증상이다. 여름보다는 혈액순환
문제가 잦은 겨울에 주로 발생한다. 하지만 얼
굴 전체에 마비 증상이 오는 것보다 오른쪽 혹

은 왼쪽 등 한쪽에서만 증상이 발생하는 경우가 많다. 이를 '편측 안면
마비'라고 한다. 편측 안면마비를 경험하게 되면 얼굴의 균형이 깨지
게 된다. 눈과 입, 볼 그리고 눈썹의 높낮이와 각도가 틀어지게 돼 비
대칭이 심각해진다. 심미적으로도 매우 불안정해 보이지만 자연스러운
표정을 보여주기 어려워 환자의 일상생활에도 큰 불편함이 발생한다.

또한, 시간이 지나고도 완전히 회복되지 않는 경우가 많다. 우리의
얼굴은 수많은 신경과 근육으로 이루어져 있는데 가만히 있을 때도 신
경이 근육을 자극하여 톤을 유지한다. 하지만 편측 안면마비가 발생하

면 한쪽 톤 유지가 어려우므로 근육 비대칭이 심화된다. 편측 안면마비의 경우, 한쪽 얼굴의 무너진 균형을 잡아주면 전체적인 인상을 개선할 수 있다. 이는 안면거상술로 실현이 가능하다.

ⓐ 외안각 고정술

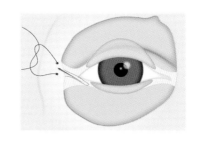

안면마비로 인해 가장 많이 발생하는 케이스가 바로 눈꼬리 처짐이다. 눈의 앞머리와 비교하여 눈꼬리가 이루는 각도를 '외안각'이라고 말한다. 두 눈의 외안각 비대칭이 심해지면 눈의 높낮이가 달라 보이는 얼굴이 된다. 또한, 외안각이 하방으로 많이 이동된 경우, 눈 처짐이 심해져 노안 인상이 가중되며 졸린 눈, 피곤한 인상, 무기력한 표정을 만들게 된다. 이때 안면거상술을 통해 외안각 고정술을 함께 시행할 수 있다. 외안각을 위로 잡아당겨 눈꼬리를 눈 앞머리 높이와 맞추거나 조금 더 높은 위치에서 단단히 고정하는 술이다. 이 방법으로 처진 눈과 처진 눈가주름을 동시에 개선할 수 있다.

ⓑ 표정근 길이조절

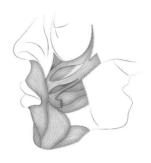

우리의 얼굴에는 표정의 변화를 만드는 '표정근'이 존재한다. 안면에 있는 부위를 자유롭게 움직이게끔 해주기 때문에 표정을 만드는 데 큰 역할을 한다. 그러나 얼굴 신경의 지배를 받으므로 안면마비가 발생하면 표정근을 자유롭게 쓰기 어려워진다. 그중에서도 입꼬리 내림근과 입꼬리 올림근이 입의 모양을 담당한다. 입꼬리가 처지면 시종일관 뚱한 표정을 만들게 된다. 안면거상술을 통해 표정근의 길이조절이 가능하다. 내림근 길이와 올림근 길이 비율을 적절히 맞추면 입꼬리 개선이 가능하다. 표정 및 하관 주름을 개선하는 데 큰 도움을 준다.

ⓒ 스마스 장력 조절

편측 안면마비를 겪으면 볼살 중에서도 심부볼이 아래로 처지는 증상이 발생한다. 심부볼은 광대 하부에 위치한다. 심부볼이 아래로 처지면 일명 '불독상'으로 변하게 돼 인상이 나빠진다. 오른쪽과 왼쪽 두 심부볼의 위치가 다를 경우 안면거상술로 차이를 좁힐 수 있다. SMAS층을 올리는 장력을 다르게 하여 볼살의 리프팅 정도를 조정하는 방법이다.

ⓓ 이마거상

눈이 아닌 눈썹 자체가 아래로 처진 때도 있는데 이럴 때는 이마를 위로 당겨 올려야 한다. 이마거상은 이마의 깊은 주름과 눈썹 처짐을 동시에 개선하는 효과가 있다. 또한, 얼굴 전체가 아닌 이마 부위만을 거상할 수 있으므로 만약 환자가 눈썹 비대칭만을 맞추고자 할 때도 시행할 수 있다.

4가지 접근을 통해 편측 안면마비를 안면거상술로 개선할 수 있다. 근육 활성화를 목적으로 하고 있지는 않기에 이 수술을 통해 마비 증상을 없앨 순 없다. 다만 마비로 발생한 안면 비대칭을 크게 개선하여 일상생활 만족도를 높이는 것이 가능하다. 개선은 특정한 표정 없이 가만히 있을 때 더욱 잘 드러난다.

B[*]

안면거상술에 대한 오해

*
*
*

1

수술하려고 제모한 머리카락이 다시 자랄 수 있나요?

안면거상술은 SMAS층의 섬세한 박
리를 요구하는 수술이므로 피부 절개
가 필요하다. 이때 안면의 피부조직을
절개하게 되면 심미적으로 나쁜 영향을
주게 된다. 상처가 아물 때까지 그대로
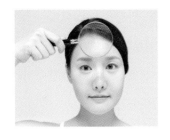
절개 자국을 노출하게 되므로 환자의 외적 자신감을 저해시키기도 한
다. 그래서 눈에 잘 보이지 않는 부분인 귀 근처로 절개를 진행하는데
이때 머리카락 제모가 동반된다. 통상적으로 사람의 귀 근처에 두피가
있으며 그 두피에서 머리카락이 자라나기 때문이다.

머리카락을 제모하지 않으면, 절개 과정에서 털이나 두피 각질 등 이
물질이 들어갈 위험이 있다. 또한, 머리카락이 수술을 담당하는 의료
진이 시야를 차단하므로 정확한 접근이 어렵다. 위생적으로 좋지 않을

뿐만 아니라 수술의 성공률도 크게 악화시키는 요인이 된다. 그러므로 절개 부위 머리카락 제모는 필수이다. 환자의 피부 환경에 따라 절개 부위보다 더 큰 면적에서 제모가 요구되기도 한다.

그러다 보니 제모에 두려움을 가지는 환자들이 있다. 머리카락 제모를 인위적으로 진행했기에 다시는 자라나지 않을까 하는 걱정이다. 다행히 머리카락 영구 결손에 대해 걱정하지 않아도 좋다. 머리카락을 뽑아내기보다는 매우 짧게 민다. 거의 두피가 노출될 정도로 진행한다. 그러나 두피 속에 자리 잡은 모낭과 모근은 피부 위에서 발생하는 제모 과정으로 탈락하지 않는다. 머리카락의 생장을 담당하는 요소를 남겨두는 셈이다. 그러므로 시간이 지나면 머리카락은 자연히 재성장한다. 면도날로 턱수염을 짧게 깎아도 수일 후에 다시 자라나는 것과 같은 이치다.

인면기상뿐 아니라 피부 절개가 필요한 수술은 대부분 시행 전에 제모를 거치게 된다. 그러나 이 과정으로 인해 탈모를 겪는 사람은 없다. 안면거상술을 위해 진행한 제모 역시, 충분한 시간만 주어진다면 머리카락이 다시 자라나게 된다.

*

*

*

2

안면거상술로 효과를 보는 경우와 볼 수 없는 경우

안면거상술은 노화를 개선하는 데 큰 도움을 주는 수술이다. 그러나 모든 경우에서 동일한 효과가 나타나는 것은 아니다. 상대적으로 효과가 덜 나타날 수 있는 경우는 크게 3가지가 있다.

기존에 SMAS층을 박리한 이력이 있는 경우

이미 과거 SMAS층을 한차례 박리한 적이 있다면 안면거상술을 적용할 때, 수술의 영향 범위가 그만큼 작아지게 된다. 거듭 시술하는 것보다는 최초로 처음 시술할 때 가장 두드러진 결과를 느끼게 된다. 그 이유는 기존의 SMAS층을 박리한 이후에는 수술이 가능한 부위가 축소돼 변화를 적용하기 어려워지기 때문이다.

장방형의 얼굴을 가진 경우, 혹은 안면 조직의 치밀도가 높은 경우

안면거상술이 피부를 강력하게 리프팅시켜 얼굴의 굴곡을 정리하고 매끈하게 만든다는 점은 사실이다. 그러나 이마뼈, 광대뼈, 턱뼈 등 일부 얼굴뼈가 과잉 돌출돼있는 경우에는 피부 라인 정리만으로 만족스러운 결과를 얻기 힘들어진다. 이때에는 문제가 되는 얼굴뼈 축소술을 함께 고려해보는 게 좋다. 정확한 진단은 의료진의 대면 진료를 통해 이뤄질 수 있다.

피부 노화가 전혀 진행되지 않은 경우

안면거상술의 목적은 중력으로 처진 피부를 위로 강하게 잡아당겨 주름과 처짐을 개선하는 것이다. 그러나 환자 피부 컨디션이 매우 우수하여 주름이나 처짐 현상이 전혀 없다면 차도를 느끼기 어렵다. 이외에 안면거상술로 효과를 크게 보는 경우라면 위와 반대의 상황을 들 수 있다. 첫 번째로 과거 한 번도 SMAS층 박리를 진행하지 않은 경우, 두 번째로 얼굴뼈의 굴곡이 적당한 경우, 마지막으로 피부노화가 진행 돼 개선의 여지가 충분한 경우이다. 노화 개선을 희망하는 환자들이라면 예외가 아닌 경우, 대부분 수술 후 차이를 느낄 수 있다. 안모와 피부 상태를 의료진과 정확히 점검한 후 결정하는 게 중요하다.

*
*
*

3

리프팅 받은 적이 있는데 수술 안 되는 거 아닌가요?

환자 중 과거에 리프팅을 받은 이력이 있어 안면거상술을 주저하는 사례가 많다. 그러나 모든 리프팅이 안면거상술에 걸림돌로 작용하는 것은 결코 아니다. 진행한 리프팅의 종류에 따라 결과가 달라진다. 본인이 과거에 시행한 리프팅 종류에 따라 다음의 내용을 참고할 필요가 있다.

가장 많은 사람이 선택하는 레이저 리프팅은 큰 문제가 되지 않는다. 우리의 피부는 표피, 진피, 피하지방층, 근육층으로 이루어져 있다. 안면거상술의 박리 대상이 되는 SMAS층은 피하지방층과 근육층 사이에 위치하는데 이는 레이저로 쉽게 도달하기가 어렵다. 즉 레이저 시술을 이미 했다 하더라도 대개 표피, 진피, 피하지방층 일부에만 영향을 준다. 의료진과의 상담 후 안면거상술을 도입할 수 있다. 반면, 레이저 리프팅 중 SMAS층까지 도달이 가능한 때도 있는데 이때에도 안면거상술이 불가한 것은 아니다. 그러나 피부컨디션을 조절하기 위하여 수일의 시차를 두는 게 요구될 가능성이 있다. 의료진에게 자신이 받은 레이저의 명칭과 도달 범위를 미리 말한다면 도움이 된다.

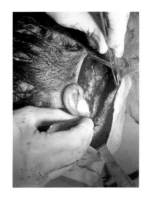

그러나 실 리프팅의 경우에는 안면거상술에 약간의 걸림돌로 작용한다. 피부 안에 박혀있는 실이 의료진의 시야를 막거나 SMAS층 박리를 가로막는다. 이때 실을 피부 밖으로 제거하려고 할 때 오히려 실의 돌기로 인해 SMAS층을 비롯한 표피, 진피가 모두 상처를 입을 위험이 크다. 이 때문에 실을 제거하지 않고 물리적으로 절단한 후 안면거상술을 시행하게 된다. 이때 절단된 실은 더는 초기의 리프팅 지지력을 유지할 수 없게 된다. 그러나 이 부분이 큰 문제를 야기하는 것은 아니다. 의료진과 실 리프팅 현황(실 삽입 부위, 삽입 줄 개수)을 정확히 상담한 후 진행하면 된다.

결과적으로 리프팅의 종류를 막론하고 리프팅 시행 이력 자체가 안면거상술을 불가하게 하는 건 아니다. 다만, 종류에 따라 안면거상술 시행 시 조치가 필요할 수 있으므로 의료진에게 명확히 알려주는 것이 중요하다.

*

*

*

4

안면거상술은 부작용이 있다고 주변에서 말리던데?

 안면거상술 부작용을 염려하며 망설이는 사람들이 많다. 실제로 포털사이트에도 유독 안면거상술 부작용에 관한 설왕설래가 많다. 그러나 한가지 짚고 넘어가야 할 점은, 그 어떤 성형수술도 부작용 0%를 달성할 수는 없다는 점이다. 이 말은 어떤 수술을 선택하든지 환자의 컨디션과 의료진의 실력, 부가적인 상황에 따라 부작용이 발생할 가능성이 있다. 다만 안면거상술의 경우 난도가 높은 정교한 기술을 요구하며, 코나 눈 수술에 비해 덜 보편화돼 있으므로 부작용에 대한 말이 상대적으로 많은 것뿐이다. 실제 수술 자체가 가진 리스크가 타 수술에 비해 지나치게 크다고는 말하기 어렵다.

또한, 리프팅, 주름 및 노화 개선을 목표로 시행하는 성형수술 중에

는 안면거상술의 효과가 매우 큰 점도 사실이다. 다른 수술로는 피부 주름을 유발하는 SMAS층을 직접 다루기 어렵다. 즉, 해당 목표를 원하는 환자라면 다른 성형수술이 아닌 안면거상술이 가장 적합한 해답이 된다. 그런데 부작용이 100% 일어날 것이라는 주변의 만류에 다른 수술을 선택하게 되면 원하는 목표를 이루기 어려워진다. 이는 당연한 관점이다. 안면거상술도 타 성형수술처럼 몇 가지 대표적인 부작용 사례가 있다. 그러나 이는, 어떤 성형수술에서도 마찬가지로 적용되는 점이다. 간단한 쌍꺼풀 수술만 하더라도 흉살, 풀림, 염증 등의 부작용이 있듯이 말이다.

이 때문에 본인의 심미적 니즈를 정확히 살펴야 하며, 이를 바탕으로 실력 있는 의료진과의 상담이 필요하다. 결국, 안면거상술이 가진 자체적인 위험은 타 성형수술에 비해 크게 다르지 않다.

*
*
*

5

어떤 병원에서 수술을 선택할까?

안면거상술 병원을 선택할 때는 까다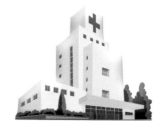
로운 기준이 필요하다. 난도가 높고 정
교한 기술을 요구하기 때문에 의료진
의 실력을 잘 따져야만 한다. 또한, 개인
의 안모를 종합적으로 판단할 수 있어
야 한다. 단편적인 수술 방법을 적용하는 것보다는 맞춤식으로 유연하
게 적용할 수 있는 곳이어야 한다. 대표적인 사항을 몇 가지 따져보자
면 다음과 같다.

첫 번째, 경험이 많은 의료진이 있는 곳.
경험과 경력은 실력과 비례관계를 갖고 있다. 다양한 환자들을 상대
로 안면거상술을 적용해 본 이력이 있는 의료진을 선택해야 한다. 병
원의 수술 이력과 후기를 참고하여, 많은 경험이 있는 곳으로 따져보아

야 한다.

두 번째, 수술 시간이 길지 않은 곳.

수술 시간이 지연된다는 것에는 두 가지 의미가 담겨있다. 첫째로 환자가 보유하고 있는 자체적 안면 컨디션이 나쁘거나, 둘째로 의료진의 실력이 미숙해서이다. 수술 시간이 길어지면 출혈이 늘어나고 붓기가 심해지며 환자에게 부여되는 리스크가 커진다. 수술 시간은 필요한 만큼만 소요되는 게 가장 좋다. 대략적인 수술 시간을 확인해봐야 한다.

세 번째, 다양한 케이스 별로 전후 사진을 많이 보유한 곳.

성형외과에서 수술의 증거는 곧 사진이다. 수술 1천 례, 2천 례 등의 홍보는 누구나 할 수 있지만, 신뢰를 줄 수 있는 증거는 케이스 별 수술 전후 사진이기 때문이다. 전후 사진들은 얼마나 있는지, 또 환자 개개인의 케이스 별로 전과 후가 어떻게 달라졌는지를 충분히 확인한 뒤에 수술할 병원을 선택하도록 하자.

*

*

*

6

안면거상수술 전 받으면 안 되는 시술들

안면거상술을 할 계획이라면 다음의 시술을 받지 않는 게 좋다.

첫 번째는 지방 흡입이다. 얼굴의 지방을 제거하게 되면 의료진이 사전 상담 시 피부 내부를 예측하기가 어려워진다. SMAS층 박리를 위해 피부 절개를 한 이후에야 얇아진 지방층의 두께 확인이 가능하다. 연약해진 피부조직으로 인해 포셉으로 잡아당겼을시 쉽게 찢어질 우려가 발생한다. 그래서 강력한 리프팅력을 적용하기가 어렵다. 의료진으로서는 안면거상술을 시행하면서 장력 조절을 해야 할 수밖에 없고, 환자는 바라던 만큼의 결과를 얻지 못하게 된다. 또한, 피부조직 자체에도 부담된다.

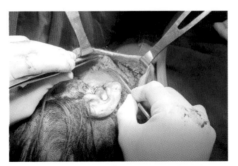
실 리프팅과 지방 흡입으로 약해진 스마스

두 번째는 실 리프팅이다. 앞선 내용에서 설명하였듯, SMAS층 박리 중 실을 끊어가며 수술을 진행하게 된다. 그런데 아무리 인체 친화적인 실을 사용했다 하더라도 우리의 피부는 이를 이물질로 받아들인다. 체내 이물질 표면에는 흉막이 생긴다. 이 흉막은 정상적인 SMAS층의 부드러움을 저해시켜 장력 적용 시 매끄럽지 못한 느낌을 주게 된다. 의료진의 섬세한 접근을 방해하는 요소로 작용한다.

마지막으로 필러, 혹은 실리콘과 같은 불법 시술이다. 히알루론산 필러처럼 융해가 가능한 필러라면 큰 문제가 되지 않는다. 그러나 녹지 않는 영구 필러(주로 공업용 실리콘) 주입을 한 상태라면 문제가 된다. 피부조직에 스며든 덩어리 형태이므로 깔끔한 박리가 거의 불가능해진다. 안면거상술이 불가하진 않지만, 섬세함과 리프팅 효과가 떨어질 가능성이 있다. 안면거상술에 대한 니즈가 있다면 될 수 있는 대로 필러는 자제해야 한다.

이와 같은 시술이 아니더라도 의료진과 상담 시 본인이 얼굴에 시행한 시술을 명백히 알리는 것이 좋다. 심층적인 상담을 통해 더 만족도 높은 수술 과정 설계가 가능해진다.

*

C

안면거상술의 다양한 사례

벌써 어느덧 마지막 장을 쓰게 되었다. 소회를 남기기에는 약간 이르지만, 앞선 장을 쓰며 필자는 안면거상술이 무엇인지 성형에 관심이 있는 독자들이 조금이나마 명료하게 알기를 바랐다. 독자들이 너무 딱딱한 이론에 그치는 교과서로 접하기보다, 궁금한 키워드를 찾으면 다양한 정보를 얻을 수 있는 백과사전처럼 접하기를 바랐다. 그 때문에 의학적 정의를 내리는 것에 국한하지 않고, 저자의 성형외과적 지식을 바탕으로 환자들이 가장 궁금해할 만한 것이 무엇일지에 초점을 맞추어 작성했다.

이러한 이유로 안면거상술과 관련이 있는 다양한 지식들을 책 안에 담게 되었다. PART 1 에서는 절개 부위, 페이스 리프팅 효과에 도움을 줄 수 있는 시술과 수술, 상담부터 수술 후까지 A to Z, 환자들의 만족도까지 정리하고, 어떤 케이스의 수술이 있었는지를 기반으로 연령 별로 고려할 점이나 고민, 피부 문제를 담았다. 또한, 시술자로서 연령별로 피부 건강을 위해 시술 시 고려되는 부분 등을 정리해보았다.

그런데 이것만으로 독자의 궁금한 부분을 시원하게 긁어줄 수 있을지 의문이 들었다. 이 또한 의사로서 정제된 언어로 전하는 교과서적 답안에 그치게 될 것이 우려되었기 때문이다. 누구나 그렇듯 공감은 나와 같은 상황에 부닥쳐 있는 사람의 이야기를 마주했을 때 나오기 마련이니 말이다. 그래서 PART 2에서는 안면거상술에 대해 환자들이 많이 하는 질문과 오해를 엮어보았다. 동일한 궁금증을 가지고 있는 환자라면, 충분한 답변이 되기를 바라면서 말이다. 그리고 이제 PART 2 는 마지막 C 장을 앞두고 있다.

"이 책의 마지막 장은 조금 특별한 이야기를 담아 보기로 했다."

감사하게도 필자의 책에 얼굴 사진을 싣는 것을 흔쾌히 허락해주신 환자분들 여섯 분을 여기에 모셨다. 이 환자들은 필자에게 수술을 받은 환자들이다. 필자는 환자의 상태를 고려하여 수술 후 가장 조화로운 결과물이 나올 수 있도록 수술한다. 수술에 있어 환자의 얼굴, 피부 등의 상태와 연령, 목적, 수술 이력 등을 다양하게 고려해야 한다는 것은 결코 의례적인 말이 아니다. 이 부분은 이후 사례를 보며 더욱 공감할 수 있을 것이다.

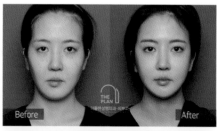
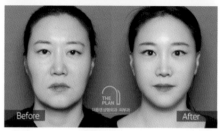

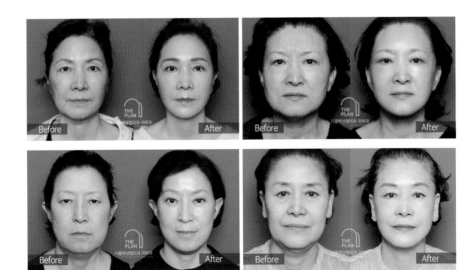

　이제 마지막 장에서 필자는 실제 안면거상술을 받은 환자들의 사연과 수술 과정, 특징적인 이야기를 다루고자 한다. 독자들에게 의학적 지식을 전달하는 것은 앞서서 충분히 되었다고 본다. 이제 독자들이 지식적으로 어느 정도 안면거상술을 이해한다는 전제하에, 조금 더 현실감 있게 안면거상수술을 마주할 수 있는 장이 되기를 바란다. 직접 설명하는 것도 지식이 되겠지만, 사례를 통해 독자들에게 간접적으로나마 경험이 쌓이면 이 또한 좋은 지식이 될 수 있으리라 믿는다.

*
*
*

1

안면거상과 윤곽 수술 동시 진행한 20대 후반 여성

얼굴이 작아 보이는 것과 커 보이는 것 중에 무엇이 좋으냐고 물어 본다면, 커 보이는 것을 고르는 사람은 없을 것이다. 특히나 여성 환자의 경우 실제로 얼굴 크기가 작음에도 불구하고 "작아 보이게 해주세요!"하고 성형외과를 방문하는 경우는 많다. 보통 객관적인 얼굴 크기와 상관없이 커 보이는 얼굴이 있고, 작아 보이는 얼굴이 있다. 이것은 실제 사이즈의 문제가 아니라 '디자인'의 문제다.

작아 '보여야' 한다
작아야 하는 것이 아니라

의사는 얼굴을 디자인할 때도 실제 사이즈가 커서 커 보이는지, 실제로는 크지 않은데 커 보이게 된 것인지 파악해야 한다. 그래야 적절한 시술을 제공할 수 있다. 너무 단적인 예일 수 있지만, 얼굴 골격 구조부터 다듬어서 실제 사이즈를 줄여야 하는지, 피부밑 지방을 제거해야 하는지, 늘어난 피부를 끌어당겨야 하는지 등에 따라 윤곽 수술이 필요한지, 지방제거 또는 이식이 필요한지, 안면거상이 필요한지 결정할 수 있을 것이다. 또한, 얼굴의 부위별로 효과를 극대화하기 위해 병행되어야 하는 수술이 있는지도 살펴야 하겠다.

• 사례

이번 사례에서 소개할 환자는 20대 후반의 여성으로

ⓐ 안면거상술, ⓑ 광대축소수술, ⓒ 사각턱축소수술, ⓓ 턱 끝 성형을 받았다. 다양한 성형 시술에 관심이 있고, 인스타그램과 같은 SNS형 얼굴라인을 선호하는 전형적인 20대 환자의 케이스다.

A. 얼굴을 작아 보이게 하는 안면거상술+윤곽 수술

이 환자는 얼굴을 최대한 작게 만들고 싶다는 것이 소망이었다. 실제 수술 전 얼굴을 보면 작은 얼굴임에도 불구하고, 얼굴에 살이 많아 작다는 느낌을 주지는 못한다. 환자의 경우 실제 크기도 줄이고 싶어했기 때문에 윤곽 수술을 시행했다. 그러나 윤곽 수술만 받으면 살이 붙어있을 수 있는 뼈의 면적이 줄어들어, 얼굴 살이 처질 수 있다. 게다가 환자와 같이 얼굴 살이 많으면 라인을 매끄럽게 살리지 못한다는 단점이 있다.

환자 또한 이 사실을 알고 있었고, 이 때문에 윤곽 수술을 받는 것이 좋은지 확신하지 못하는 상태였다. 그러나 안면거상술을 병행하면 줄어든 윤곽에 얼굴이 처짐 없이 매끄럽게 달라붙을 수 있다. 이 점을 고지하고 환자는 당일에 윤곽 수술과 안면거상술을 동시에 받았다. 여기에 사각턱 축소술까지 받아 전보다 더욱 작아진 얼굴에 매끄러운 턱 라인을 갖게 된 것이다. 필자는 환자의 니즈(needs)에 최대한 가까이 맞추는 것을 주요 과제로 삼는데, 이 환자의 '얼굴이 작아 보이고 싶다'는 만족도를 높이기 위해서는 실제 사이즈를 줄이는 것 외에도 사이즈에 맞게 피부 또한 타이트함을 유지해주는 것이 필수적이었다.

B. 이물감을 줄이고 인상은 또렷하게

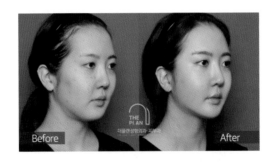

이물감을 줄여야 한다는 것은 환자의 요구사항은 아니었지만, 필자가 추구하는 자연스러움을 위한 것이었다. 사람의 얼굴을 인위적으로 다듬고 나면 인공적인 느낌이 생길 수 있는데 이를 방지하는 데에 큰 도움을 준 것이 광대 축소술과 턱 끝 성형이었다. 얼굴에 볼록해야 할 이마, 광대, 턱, 코는 항상 균형감을 유지해야 자연스러운데, 어느 한 부위가 너무 높거나 낮으면 인위적인 느낌을 줄 수 있다. 인공적인 느낌은 적용된 시술이 많아서가 아니라 조화가 깨졌을 때 찾아온다. 그래서 무너진 광대를 되살리고 턱 끝을 또렷하게 살림으로써 환자의 자연스러운 심미성을 극대화하였다.

옆면에서는 안면거상술의 효과가 더욱 잘 보인다. 턱밑이 명확하게 리프팅 되어 앞면 외에도 측면의 또렷한 이미지가 살아 있다. 턱의 날렵함을 주기 위해 턱 끝 성형을, 사각 턱을 매끈하게 다듬어주기 위해 사각턱 축소술을 적용하였다. 턱선과 광대 부분, 턱 끝을 개선하니 옆모습에서는 특히 라인이 더욱 예쁘게 보인다.

C. 노화 예방 효과

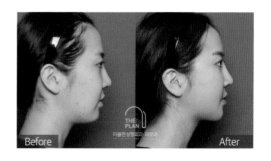

20~30대에 받는 안면거상술의 진가는 사실 40~50대가 되면 더욱 드러난다. 이 환자는 지금 얼굴이 이전보다 약간 더 날렵해졌고 윤곽이 살아났다는 데에서 만족할 수도 있다. 그러나 20~30대에 받는 안면거상술은 노화를 늦추는 효과가 있다. 이 때문에 5년, 10년, 15년 나이를 먹을수록 동년배보다 노화 속도가 더디다는 느낌을 받게 될 것이다. 수술로 스마스층을 타이트하게 조여 놓았기 때문에 처짐이 거의 느껴지지 않는, 가장 큰 장점을 얻은 셈이다.

*
*
*

2

안면거상과 이마거상을 한 30대 후반 여성

환자에 따라 안면거상을 할 때 병행하면 그 효과가 극대화될 수 있는 수술이 각기 다르다. 어떤 환자는 상안검, 어떤 환자는 하안검이 필요할 수 있다. 어떤 환자는 턱 거상을 따로 시술해야 턱 라인이 사는데, 어떤 환자는 안면거상만으로도 개선이 가능한 사례도 있다. 이는 연령만의 문제는 아니며 피부 질의 상태, 연부조직의 부피, 절개선의 위치, 향후 부가적인 수술 계획 등에 따라 다양하게 달라질 수 있다. 의사의 역할은 여러 변수를 고려하여 가장 적절한 시술을 제안하는 것이라고 본다.

• 사례

30대 후반의 이 환자는 과거와 비교하면 살이 처지는 느낌이 들고 늘어가는 주름이 보기 싫어 필자의 병원을 방문했다. 방문했을 때 이 환자 역시 '얼굴을 작게 하고 싶다'고 말했으나 실제로 턱을 깎아가며

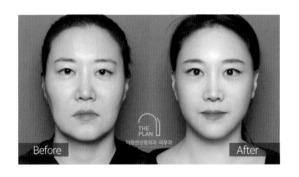

사이즈를 축소하는 것이 목적은 아닌 듯했다. 앞서 설명한 것처럼 '작아 보이는' 효과를 얻기를 원하는 환자였다. 게다가 첫 번째 사례는 윤곽 수술을 통해 더 작아질 수 없을 만큼 작은 얼굴을 원했지만, 이 환자는 그런 것도 아니었다. 오히려 윤곽은 너무 아플까 봐 무서워 엄두를 못 내고 있었고, 안면거상으로 윤곽 수술의 효과를 얻을 수 있다는 말을 듣고 방문하게 된 것이었다.

필자 생각에도 이 환자는 골격이 큰 것이 아니었다. 얼굴에 연부 조직이 많아서 얼굴 살만 줄여도 얼굴이 작아 보이는 효과를 얻을 수 있으리라는 생각이 들었다. 이 말에 환자는 처진 살 때문에 턱의 라인이 살지 않는다고 생각했던지 안면거상과 턱거상을 해야 하는지 물었으나, 턱 쪽에 안면거상 외 추가 시술이 필요한 케이스는 아니었고 필자의 소견으로는 이마거상이 더욱 필요해 보였다. 턱의 상태는 안면거상만으로도 해결할 수 있었다. 결국, 환자는 ⓐ 안면거상술, ⓑ 이마거상술을 받았다.

A. 얼굴라인, 얼굴색까지 살리는 안면거상

사진에서 확인할 수 있듯, 결과가 매우 좋았다. 가장 중점을 두고 살린 것이 얼굴라인. 전반적으로 매끄러운 느낌으로 많이 개선되었다. 특히 Before 사진과 비교하면 광대뼈랑 턱선에서 울퉁불퉁한 느낌이 사라졌다.

광대보다 볼이 움푹 들어간 느낌이 있어 마무리 단계에서 스마스를 당겨 접어 넣고 개선하였다. 턱의 깊이 또한, 깊어졌는데 옆에서 보면 그 변화가 더욱 두드러진다. 턱거상을 추가로 받은 것은 아니고, 안면거상만으로 해결한 케이스다.

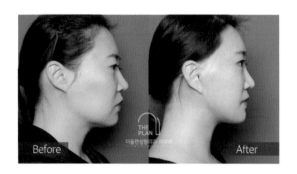

사진에서 보이는 바와 같이 환자의 피부는 굉장히 밝은 편이다. 그런데도 Before 사진이 After 사진보다 피부가 전반적으로 어둡게 느껴진다. 얼굴라인이 무너지면서 불필요한 곳에 음영이 들어갔기 때문이다. 같은 조명 아래에서도 차이가 나는 것이 이러한 이유다. After 사진에서는 라인을 가다듬어 얼굴 면은 빛을 잘 받고, 그림자가 지는 곳 또한 더욱 두드러지기 때문에 피부가 더 밝게 보인다.

B. 산뜻한 이미지를 줄 수 있는 이마거상

이마거상을 추천했을 때 환자는 의아하게 생각했다. 특별히 이마에 문제가 있다고 생각한 적이 없었기 때문이다. 그러나 이마 거상이라고 해서 개선 부위가 이마에 국한되는 것이 아니다. 물론 이마의 주름이 있을 때도 받을 수 있는 시술이지만 미간과 눈꺼풀, 눈썹에도 영향을 주는 것이 이마거상이다. 이 환자에게 이마 거상을 권한 이유는 눈썹의 위치와 무겁게 떨어지는 눈꺼풀 때문이었다.

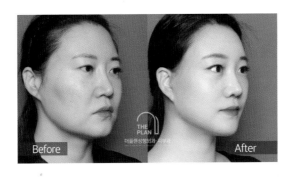

이마거상을 환자에게 추천한 것도 Before 사진과 같은 맥락이다. After 사진을 비교해보면 처진 눈썹과 눈꺼풀이 자연스럽게 올라가면서 더욱 산뜻한 느낌을 준다. 이 작은 변화 덕에 어려 보이게 하는 것은 물론, 평소 이미지에도 영향을 주게 되는 것이다. 안면거상의 효과를 더욱 극대화하는 대표적인 케이스였다고 할 수 있겠다.

C. 흉터 최소화와 구레나룻

이후 다른 환자와의 비교에서 더욱 자세히 다루겠지만, 이 환자의 수술에서는 개인적으로 조금 아쉬운 부분이 있다. 이 환자는 흉터 최소화를 선호하여 절개선을 아예 머리로 집어넣었다. 원한다면 수술 부위를 얼굴 형태에 따라 숨길 수 있는지 확인해볼 수 있다. 물론 모든 환자가 다 되는 것은 아니다. 사람마다 구레나룻, 헤어라인 방향, 이주 모양 등에 따르기 때문에 약간씩 디자인이 달라진다. 이 환자는 헤어라인 두께 눈썹의 길이 등을 고려했을 때 충분히 숨길 수 있고 어색하지 않을 것이라는 판단이 들어 진행되었다. 의사로서 아쉬웠던 부분은 구레나룻이 아예 없어졌다는 것이다. 흉터를 숨기면서 구레나룻 라인이 위로 당겨져 올라갔기 때문이다. 물론 환자는 나중에 구레나룻 쪽에 모발 이식을 할 계획이 있었기에 만족하고 돌아갔지만, 필자가 모발 이식을 다루는 것은 아니기에 완성도 높은 결과를 직접 확인하지 못한 것이 아쉬움으로 남았다.

*

*

*

3

환갑 기념으로 회춘을 선물 받은 60대 여성

엘레나 루스벨트는 "아름다운 젊음은 우연한 자연 현상이지만, 아름다운 노년은 예술 작품"이라고 했다. 젊음 아까운 줄 모르고 열심히 살아온 세월이 어언 50~60년, 이 시기쯤 갱년기와 함께 우울증을 경험하는 것이 일반적이다. 스스로가 안타깝고 씁쓸해진다면 다시 노년의 새로운 아름다움을 찾기 위해 노력해보는 것도 멋진 일이라고 생각한다. 몸도 마음도 주름진 삶을 벗어나 남아있는 시간을 더욱 풍요롭게 보낼 수 있기 때문이다.

그러나 외모를 가꾸는 것을 목적으로 병원을 방문하시는 50~60대 어르신은 아직 흔하지 않은 것 같다. 그보다는 사회적 활동을 더 이어가고 싶다거나, 눈꺼풀 처짐으로 눈썹이 찌르는 등의 일상생활 불편을 개선하려는 등의 구체적인 '명분'을 필요로 한다. 다만 아름답고 싶은 것은 인간 본연의 욕구가 아니겠는가. 조금 더 심미적 욕구를 추구하는 것도 필자는 멋진 일이라 생각한다. 더욱 많은 사람이 젊음을 되찾고 삶의 활력을 느끼기 위해 몸과 마음을 변화시킬 수 있는, 보다 적극적이며 건강한 노년을 마주하길 바란다.

• 사례

이러한 부모 마음을 이제는 자녀들도 모르는 바가 아니다 종종 딸과 사이가 좋은 어머님들은 딸의 손에 이끌려 안면거상술을 받으러 오시는 경우가 있다. 세 번째로 소개할 이 환자는 따님이 환갑 선물을 해드리고 싶다며 함께 찾아온 케이스였다. 성형수술은 물론 간단한 시술조차 한 번도 해보지 않으셨던지라 처음에는 환자분도, 따님도 '젊어 보이게 해달라' 정도의 요청을 하셨다. 앞서 두 사례처럼 얼굴 크기를 줄여달라거나 하는 명확한 요구는 아니었기에 불편 사항을 상담을 통해 하나하나 짚어 보기로 했다. 나잇대와 비교하면 노안은 아니었으나 노화가 진행되며 생길 수 있는 문제점을 다양하게 안고 있는 환자였다. 살처짐, 볼 패임, 인디언 주름, 불독살, 심술보, 처진 눈꺼풀 등으로 인해 고집스러운 듯한 인상마저 느껴졌다.

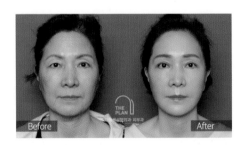

이렇게 의사로서의 소견을 말씀드리니, 환자분도 그제야 아쉬운 점을 하나둘 이야기하시기 시작했다. 얼마 전 대학 동창 모임에 나갔다가 기가 팍 죽어서 돌아왔다고 하셨다. 이제는 아침드라마 속 아줌마들처럼 명품백과 자식 자랑을 하는 것은 옛말이라신다. 너도나도 탱탱한 피부에 몰라보게 예뻐져서는 젊은이 못지않은 미모를 자랑하더라는 것이다. "저도 그렇게 될 수 있을까요?" 하시기에 "어떤 분보다도 가장 자연스럽고 단아하게 만들어 드릴게요." 하니 환하게 웃으셨다. 환자분은

ⓐ 안면거상술, ⓑ 이마거상, ⓒ 상안검, ⓓ 쌍꺼풀 수술, ⓔ 턱밑 리프팅을 받으셨다.

A. 이마거상술과 쌍꺼풀의 상관관계

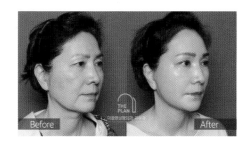

사진에서 보이는 대로 수술 이후에 훨씬 밝고 젊어 보이는 모습이다. 안면거상 외에도 이마거상술을 옵션으로 받으셨는데, 쌍꺼풀 수술을 하시는 김에 꼭 함께 받으실 것을 추천했다. 아래로 떨어진 눈썹 때문에 찌푸린 듯한 인상을 줄 수 있기 때문이다. 이마를 당기고 눈썹의 위치를 조정한 데다 상안검으로 단아한 환자분 본연의 인상이 드러내

어 더욱 밝아 보인다. 게다가 쌍꺼풀 수술을 생각하고 있으셨기 때문에 더욱이 이마거상을 해야 했다. 쌍꺼풀 수술은 눈 사이즈를 맞추기 위해서 한 것인데, 이마거상과 같이할 때 효과가 가장 크다. 이마거상 없이 쌍꺼풀 수술을 하면 눈매가 사나워 보이게 된다. 눈썹과 눈 사이가 좁아 보이면서 쌍꺼풀만 진하게 보이기 때문이다. 이마 거상을 하면 튼튼한 지지대가 있는 지붕과 같은 모양을 잡을 수 있어 선하고 매력적인 눈매로 만들 수 있다.

B. 안면거상술 외 추가적인 턱밑 리프팅으로 턱선 살리기

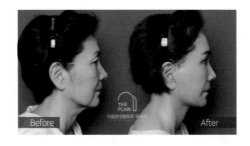

옆면에서 찍은 사진을 보면 턱밑의 각도가 둔하다. 이 환자의 경우 턱밑 리프팅을 반드시 해야 목이 깊어질 수 있다. 안면거상만으로는 해결할 수 없다. 앞서 두 번째 케이스와는 다르다. 두 번째 케이스는 남는 연부조직이 많아 턱선이 무뎌진 것이지만 세 번째 케이스인 이 환자는 노화로 인한 것이다. 따라서 근육층까지 잡아줄 수 있는 턱밑 리프팅이 필요하다.

여기에 턱선을 명확하게 보이도록 조금 더 공을 들여 집도했다. 먼저 옆 볼 패임을 개선했다. 스마스를 접어 넣어서 꺼진 볼을 도톰하게 살려놓은 것이다. 인디안 주름이 있는 곳도 펴졌다. 덕분에 팔자 주름과 심술보도 많이 개선되었다. 원체 피부가 하얗고 수술을 안 하신 분이어서 의사로서는 모양을 내기가 편안했다. 보통 수술을 많이 받은 환자는 얼굴이 딱딱해질 수 있고, 두상 또한 수술의 영향을 받을 수 있어서 까다로운 수술이 된다. 상당히 수술이 잘 된 케이스다.

60대 이상인 분 중에 수술을 한 번도 안 한 분들이 있다면 안면거상술은 더욱이 추천한다. 다른 환자들보다 더욱 드라마틱한 효과를 얻을 수 있을 것이기 때문이다. 환자와 센스가 잘 맞는 집도의만 만난다면 젊은 시절의 모습, 아니 그보다 세련된 모습으로 자신을 가꿀 수 있을 것이라 생각한다.

두 번째 케이스와 절개 부위 비교

  세 번째 케이스는 두 번째 케이스와 비교할 부분이 제법 있다. 둘 다 안면거상에 이마 거상을 받았다는 점이 공통적이나 첫 번째로 연령층이 다르고 그렇기에 고민 지점이 달랐다. 따라서 의료진 역시 개선하고자 하는 방향이 달랐다. 그리고 두 번째로 다른 것이 절개 부위다.

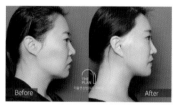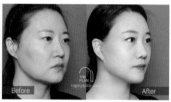

  두 번째 환자는 수술 라인이 보이지 않는 것을 선호했다. 이럴 때 절개 부위를 안 보이도록 디자인하는 것이 가능하다. 머리 안쪽으로 절개 라인을 넣어버리면 된다. 사진에서도 보면 45도 각도나 옆면 모두 절개 라인이 눈에 띄지 않는다. 사실 필자는 시술자이니 눈에 보이기는 하나, 아마도 주변에서 만나는 지인들의 눈에는 거의 보이지 않을 것이다.

  아쉬운 점이 있다면 앞서 서술한 것처럼 구레나룻이 사라지고 귀 모양이 약간 변화했다는 점이다. 그러나 환자 스스로 머리가 자라며 귀를 가리고 구레나룻을 심는 방법을 택한 것이다. 수술 전 사진을 가져가면 요즘은 이전과 똑같이 예쁘게 심어준다. 나이가 젊어 추가 시술을 받는 것에 거부감이 없었으나 비용적인 측면을 감수해야 하는 아쉬움은 있는 방법이다.

  두 번째 환자의 방법은 누구나 쓸 수 있는 것은 아니다. 구레나룻이 짧은 환자라면 머리 안에 절개 라인을 넣고 봉합했을 때 피부가 너무 많이 당겨 올라가게 된다. 부작용으로 칼귀가 대두되는 것이 보통이기 때문이다.

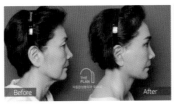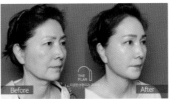

세 번째 환자는 수술 라인이 지금은 약간 보이더라도 시간이 지나면 흉이 자연스러워지는 방법을 택했다. 옆면에서 보면 귀 라인 근처로 절개선이 보이지만 45도 각도에서 보자면 전혀 티가 나지 않는다. 물론 이 흉터도 시간이 지나면 옅어진다.

환자 대부분은 이 방법을 선호한다. 특히 나이가 있다면 추가적인 시술을 받기 위해 또 시간을 내고 돈을 들이는 것이 부담스러울 수 있고, 신체적 회복 속도나 이식된 모발의 생착 확률을 자부하기 어렵기도 하다. 세 번째 환자는 또한 작은 얼굴을 선호하거나 타이트한 리프팅을 원하는 것이 아니라 연륜에 맞는 자연스러움을 찾는 것이 더욱 중요했기 때문에 두 번째 방법으로도 충분분했다고 보인다.

구레나룻 위치와 길이, 헤어라인의 길이와 방향, 눈썹에서부터 관자의 길이, 이주의 모양 등에 따라 절개 부위를 어디로 잡을 것인지 달라진다. 여기에 연령과 성별에 따라서도 달라질 수 있다. 이 중에서도 구레나룻의 위치와 길이가 제일 중요하다. 절개 부위에 민감한 환자라면 이점을 참고하기 바란다.

*
*
*

4

이마거상과 하안검 수술을 한 60대 여성

세월에 흐름에 노화가 온 부모님께 자신감을 선물하고 이와 함께 신체의 기능적인 부분도 함께 개선해드리고 싶은 자녀들의 마음은 일명 '효도 성형'이라는 이름으로 흔하게 이루어지고 있다. 그중 눈 성형은 그 선택의 빈도가 높은 편이다.

중장년층의 가장 큰 노화 고민이 바로 '눈'이기 때문이다. 피부노화와 함께 눈 밑 지방이 늘어나며 생기는 다크서클, 눈 밑 근육과 피부가 처져 생기는 눈 밑 살. 전체적인 인상도 늙어 보일뿐더러 눈꺼풀이 아래로 처지면 처진 속눈썹이 눈을 찔러 불편을 느끼는 때도 있다. 그중 눈 밑 근육을 탄력 있게 올리거나 처진 눈꺼풀을 위로 올려 선명한 인상을 만드는 상·하안검 성형도 수요가 높은 편이다.

앞서 세 번째 환자가 상안검 수술 사례라면, 이번에는 하안검 수술의 사례를 보여주기 위한 사례다. 상안검도 하안검도 자연스러운 눈 모양과 눈매의 변화를 주고 전체적인 인상도 달라지게 한다. 때문에 자신감 상승에도 영향을 줄 수 있어 심미적인 측면과 함께 심리적 측면에도 도움을 받는 환자들이 많다. 상안검과 하안검의 차이는 눈의 위와 아래라는 차이 외에도 시술적 측면에서 차이가 있다.

상안검수술은 눈꺼풀의 처짐이 심하거나 지방이 많은 경우, 미세 절개를 통해 늘어진 피부를 절제하고 불필요한 지방과 근육을 제거하는 수술이다. 눈꺼풀을 들어 올려주는 근육과 피부를 잡아줄 수 있어 수술 후 시야 확보 개선 및 주름 없는 또렷한 눈매, 시원한 인상을 만드는 데 도움이 된다.

하안검성형은 복합적인 눈 밑 교정에 가깝다. 눈 아래 처진 눈 밑 피부를 당겨 늘어진 눈 밑 피부를 탄력 있게 만드는 데 목적이 있다. 혹은 처진 눈 밑 지방의 일부를 절제한 뒤, 자연스럽게 움직일 수 있는 모양과 볼륨을 만들어 더 젊은 눈을 만드는 데 도움을 준다.

• 사례

환자가 수술을 결심한 것은 손자 때문이었다고 한다. 손자가 유독 할머니만 보면 자꾸 의자에 앉으라고 권하기에, '유치원에서 예절 교육을 하나?'하고 생각했었는데, 알고 보니 '할머니가 힘들어 보이신다'는

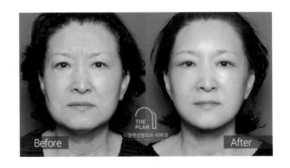

것이었다. 한 번도 다리가 아프다거나 힘들다는 말을 한 적도 없는데, 인상 때문인가 싶어 성형의 필요성을 느끼셨다고 한다. 환자는 조금이라도 인상이 부드럽고 어려 보이면 좋겠다 하시면서 멋쩍어하셨다.

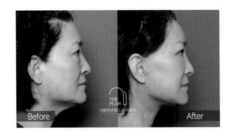

이 환자는 ⓐ 안면거상술, ⓑ 이마거상, ⓒ 하안검 수술을 받았다. 위 사진은 안면거상으로 턱선과 목선이 깔끔하게 정리된 모습이다. 무엇보다 두드러지는 것이 이마와 눈의 변화다. 옆면 사진에서 보면 더욱 두드러지는데, 이마가 둥그렇고 매끈하게 올라오면서 이마거상 덕에 눈썹이 위로 올라가 산뜻한 느낌을 준다. 눈꺼풀이 많이 처진 편은 아님에도 Before 사진에서는 눈이 움푹 들어가고 처져 보이는 인상을 준다. 그 이유는 하안검의 처짐 때문이다. 눈 아래 다크서클도 보이는데 여기에 하안검 덕에 드리워진 그림자가 눈을 더욱 어두워 보이게 한다.

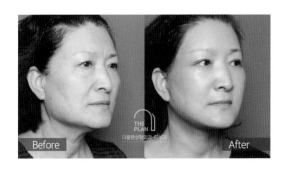

하안검 수술은 눈 밑의 주름을 펴고 지방을 없애준다. 이 때문에 더욱 팽팽한 느낌을 주며 다크서클도 자연스레 사라진다. 절개 부위인 눈 밑 라인이 약간 빨갛게 보이나 시간이 지나 본래 살 색으로 변하면 티가 나지 않는다. 수술 후 손자에게 '할머니 오늘도 힘들어 보여?' 하고 물으니 '아니요, 엄청 예뻐요.'라는 대답을 들어 기분이 좋으셨다고 한다. 심지어 친가 쪽 사돈에게는 그냥 할머니, 외가 쪽인 환자에게는 '젊은' 할머니라고 불렀다며 웃음을 감추느라 혼났다 하시니 의사로서도 매우 뿌듯한 에피소드였다.

이처럼 하안검만 잘 교정해주어도 인상이 달라진다. 하지만 눈 밑 모양의 큰 변화를 위해 과도하게 조직을 제거하거나 임상경험이 풍부하지 않은 병원의 시술을 거치면 통증이나 모양의 변화 등 부작용이 생길 수 있다. 수술 전 면밀한 상담을 통해 개인의 눈 모양, 노화 상태 피부두께 등을 고려 한 뒤 진행하는 것이 바람직하다.

＊

＊

＊

5

자연스러운 인상 개선을 추구하는 60대 중반 여성

매사에 최선을 다하면 최상의 결실을 볼 수 있을까? 분야를 막론하고 성공한 사람들은 한결같이 '불굴의 의지로 쉼 없이 노력했다'고들 한다. 전문가가 되려면 최소한 1만 시간의 훈련 기간이 필요하다는 심리학적 연구 결과도 있다. 그렇기에 얼핏 보면 목표 달성과 노력은 비례관계인 것처럼 생각이 들기도 한다. 그러나 복잡한 세상, 살아보면 의지와 정성, 시간이 좋은 결과를 보장하지 않는다는 것을 깨닫게 된다.

특히 나이가 들수록 그러하다. 특히 의학적으로는 '중용의 미학'이 필요하다. 나이가 들수록 사람은 노화가 진행되고, 근육은 줄고 지방은 증가한다. 심폐기능, 근지구력, 호르몬분비 등 모든 것이 젊은 시절에 비해 원활하지 않다. 그럼 강도 높은 운동으로 몸을 관리하면 되지 않을까? 그 또한 아니다. 약해진 뼈와 관절이 버텨내지를 못한다. 노년기에는 달리기보다 걷기를 더 권한다. 노년기 건강을 유지할 수 있는 운동 강도는 최대 심박수의 55% 정도라고 한다.

성형에도 과유불급의 진리가 적용된다. 요즘은 나이와 상관없이 자연스러움이 성형에서 중요한 요소로 자리 잡았다. 그러나 필자 생각에는 자연스러움이 어떤 연령층보다도 노년층의 성형에서 중요한 요소라고 생각한다. 무작정 많은 시술을 과도하게 받는 것보다 적절한 수술을 적절한 정도로 해주는 것이 지혜가 아닌가 한다. 나이가 들수록 과도한 성형은 두드러지게 티가 나기 마련이다.

• 사례

지금 소개하는 환자는 아마도 가장 자연스러운 케이스로 소개할 수 있지 않을까 한다. 환자도 가장 원하는 것이 자연스러운 60대의 얼굴로 보이는 것이었다. 물론 인상을 부드럽게 개선하는 것은 덤으로 말이다. 디자인을 설계하는 입장에서는 상당히 어려운 말이다. 유난히 마음에 안 드는 부족한 점이 있다면 수정하기 쉽다. 그림으로 치자면 잘못 그려진 부분을 지우고 새로 그리면 되기 때문이다. 그러나 자연스러움을 살리기 위해서는 지우개로 모두 쓱 지워버려서는 안 된다. 일부 빠져나온 선을 지우며 라인을 정리하거나 어울림, 조화 등을 고려하면서 이모저모를 약간씩 수정해야 하기 때문이다.

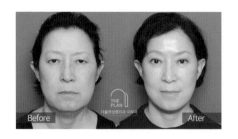

필자가 파악한 환자의 대표적인 문제점은 인디언 밴드와 흐려진 턱
선이었다. 여기에 눈꺼풀 처짐 현상을 약간만 개선할 것을 제안했다.
결과적으로 ⓐ 안면거상술과 ⓑ 상안검만 받기로 했다.

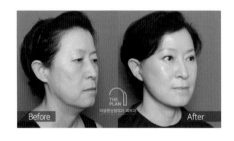

환자의 목표가 인상은 개
선하되 얼굴에 있는 본연의
느낌을 살리는 것이기에 부
차적인 수술은 과감히 빼기
로 했다. 물론 좀 더 극적인
효과를 위해 수술을 과하게 할 수는 있다. 그러나 여기서 나이가 점점
들어가면 부작용이 생길 위험이나 각종 예상치 못한 변수가 있을 수
있다.

예를 들어 보형물이 들어갈 때 해당 부위는 팽팽하니 20대인데 다
른 부위는 노화가 진행되어버려 조화를 잃어버리는 현상이 생길 수 있
다. 따라서 그 수위를 조정하는 정도를 결정하는 것이 중요했다. 의사
마다 차이는 있을 수 있으나 필자의 판단에 자연스러운 인상을 추구하

기에는 안면거상술만한 것이 없다는 판단하에 진행되었다.

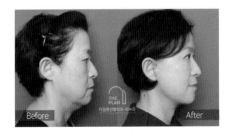

그 결과 인디안 밴드, 턱선, 턱밑을 따로 처리하지 않았는데도 갸름해지는 효과를 보았다. 옆면 사진에서 턱선 정리는 특히 두드러진다. 목의 세로 밴드 역시 완벽히 사라지지는 않았어도 정돈된 느낌이 난다. 전반적으로 얼굴라인을 샤프하게 정리하게 되었으며 상안검의 가장 장점인 눈꺼풀 처짐이 사라져 인상 또한, 밝아 보인다.

이렇듯 행복한 노후 성형이 되려면 자연스러움을 추구하는 것이 우선이라고 생각한다. 환자는 자신이 생각할 수 있는 최대치의 절반을 약간 상회하는, 55% 정도에서 만족할 수 있는 절제의 미덕을 발휘해야 한다. 그러기 위해서는 지나치거나 모자라지 않는 정도의 욕심만 내는 인격과 많지도 적지도 않은 중간 지점을 파악할 수 있는 분별력을 겸비해야 하지 않을까 생각한다.

*
*
*

6

아직은 일을 더 하고 싶은 60대 후반 여성

우리 사회는 '나이 들어 보인다. 늙어 보인다'가 욕이고 '어려 보인다. 젊어 보인다'가 칭찬의 말이다. 왜 우리는 '나이 들어 보인다. 늙어 보인다'는 말에 불쾌할까? 젊음이 더 가치 있는 것으로 여기는 사회 분위기에서 '나이 들어 보인다'나 '늙어 보인다'는 말은 그만큼 가치가 없거나, 가치가 떨어졌다는 말로 들리기 때문이다.

'젊고 아름다운 것'을 최고의 가치로 치는 것은 어찌 보면 우리 사회가 젊음과 아름다움을 돈으로 환산하는 사회이기 때문일지도 모른다. 더욱 젊고 외적으로 더 아름다운 사람들에게 더 많은 기회가 주어지는 사회에서 사람들은 자신도 모르게 강박적으로 '나이 들어감, 늙어 감'은 재앙으로 받아들이게 된다.

더 큰 문제는 아직 사회생활을 할 만한 기력이 남아있음에도 불구

하고 주변 시선이 곱지 못할 때가 있다
는 것이다. 직업군에 따라 가장 이상
적으로 보이는 나잇대가 있기 마련이
다. 보통은 너무 어려 보이면 전문성
을 의심받기 쉽고, 너무 나이가 들어 보이
면 기력이 없어 보이거나 정년을 앞두어 일을 대강 할 것이라는 편견을
갖게 되기 마련이다.

그러나 100세 시대를 사는 요즘, 60대는 인생의 막 절반을 지난 나
이다. 24시간 만 하루를 인생으로 보자면, 낮 2시 한낮이다. 아직 한
창인 나이에 외모 때문에 편견에 갇혀 경제활동을 하기 어려워진다면,
그 또한 낭패가 아닐 수 없다. 마지막으로 소개할 환자는 보험 서비스
직에 종사하는 60대 후반 여성이다.

• 사례

여섯 번째 케이스는 ⓐ 안면거상술, ⓑ 이마거상술, ⓒ 턱밑 리프팅
을 받았다. 요즘 보험사에는 워낙 능력 있는 젊은 친구들이 많아, '경
쟁력이 있는 외모를 가꾸는 것 또한 일을 오래 할 수 있는 길이더라.'며
힘주어 말씀하셨다. 나이가 나이이신 만큼 주변 친구들은 은퇴하고 집
에서 지내는 경우가 많지만, 본인이 그렇게 되는 것은 원치 않는다고
하셨는데 일에 대한 욕심이 많으신 듯했다. 나이에 상관하지 않고 활
동력 있는 모습을 보이셔서 필자 또한 보기 좋아 보였다.

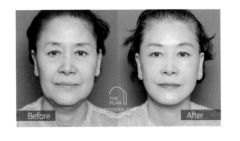

성형의 목표는 고객에게 호감 주는 인상 만들기. 보험 쪽은 아무래도 외모, 특히 얼굴에 의해 매출이 결정되는 경향이 있다고 하니, 호감형 인상을 만들기 위한 개선 부위부터 찾아보기로 했다. 앞서 다섯 케이스처럼 콤플렉스가 되는 부위나 보기 싫은 부분을 수정하는 것과 약간은 다른 목표 지점이었다. 그래서 환자 본연의 장점을 더욱 살리는 수술을 하기로 정했다.

ⓐ 커다란 눈을 강조하는 이마거상술

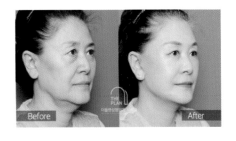

기본적으로 눈이 크고 눈빛이 좋은 편이셨다. 필자는 이 환자에게서 '눈'이 가장 매력적 요소라는 생각을 하게 되었다. 그러나 처진 눈썹과 눈매가 그 매력 요소를 반감시키고 있었다. 인상을 바꾸기 위해서는 우선적으로 처지고 눌린 눈썹을 들어 올리는 것이 필요했다. 이 때문에 이마거상이 필수적으로 필요했다. 그 결과 쌍꺼풀 수술이나 트임 수술을 한 것도 아닌데 동그랗고 선한 환자의 눈매를 살릴 수 있게 되었다. 사진에서 알 수 있듯이 눈매만으로도 인상이 또렷해지고 스마트해 보인다. 눈꼬리가 처진 모양인데 이 부분이 도드라진다. 그러나 특별히 환자분에게 콤플렉스도 아니었고, 되려 눈이 커 보이니 자기만의 매력 포인트가 살아난 것 같다며 매우 만족하셨다.

ⓑ 추가적인 턱밑 리프팅

안면거상을 했기 때문에 노화에 따라 생길 수밖에 없는 팔자 주름이나 인디언 밴드, 심술보, 불독살 등은 가볍게 정리가 되었다. 덕분

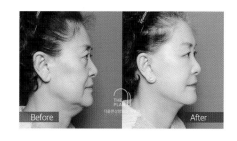

에 10년은 젊어 보이는 효과를 볼 수 있었지만, 필자의 목표는 20년이었다. 아무리 '동안'이어도 목을 보면 나이를 알 수 있다. 목의 가로 주름은 마치 나무의 나이테와 같기 때문이다. 게다가 보통 턱 아래 살이 많이 처지게 되면 목과 턱의 경계가 불분명해지면서 목이 짧게 보일 수 있다. 그래서 이 불룩하게 늘어진 턱밑 살을 추가적으로 리프팅 하기로 했다. 나이가 나이인 만큼 안면거상으로 이루어지는 목 거상에는 한계가 있었다. 덕분에 더욱 시원하고 길어 보이는 목으로 탈바꿈하게 되었다.

턱밑 리프팅을 해야 하는 사람과 안 해도 되는 사람

목 리프팅과 턱밑 리프팅은 분명 차이가 있다. 결과적으로 턱선이 잘 보이고 얼굴을 갸름하게 보이도록 하는 효과가 있는 것은 동일하다. 그런데 세 번째, 여섯 번째 환자분은 턱밑 리프팅을 받고 턱선이 살아났지만 다섯 번째 환자는 (턱 리프팅을 포함한) 안면거상술만으로도 턱선이 바뀌었다. 왜 누군가는 턱밑 리프팅이 필요하고, 누군가는 필요가 없는 것일까?

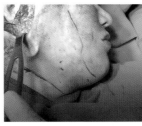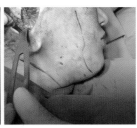

기본적으로 안면거상술은 목 부위 리프팅을 포함한다. 사진은 필자가 수술하는 장면 중 일부이다. 두 사진에서 턱선을 비교해보면 안면거상 목 리프팅에 대해 쉽게 이해가 간다. 왼쪽 사진은 스마스층을 당기지 않은 평소 상태의 목선으로 각도가 둔하게 보인다. 오른쪽 사진은 스마스층을 당겼을 때다. 턱과 목의 경계가 드러나는 것을 알 수 있다.

예를 들어 노화가 진행되면 목의 피부 아래 근육인 활경근(platysma muscle)의 안쪽 모서리는 점점 처져서 턱 아래로 처질 수 있다. 그러면 수직 밴드가 생겨 칠면조처럼 턱밑에 늘어짐 현상이 생긴다. 이처럼 처진 근육을 끌어올려 주는 것을 목거상이라고 한다. 절개위치도 귀 뒤에서 이루어지기 때문에 턱 아래를 절개하는 턱밑거상과 다르다.

목거상이 되었음에도 늘어지거나 팽팽하게 턱밑에 차있는 살이 있다. 물론 이 늘어진 살은 턱밑 리프팅을 통해 제거할 수 있다. 턱밑 리프팅은 턱 아래를 열어 피하지방과 함께 근육 아래층에 있는 지방 덩어리를 제거해내는 수술이다. 턱이 작거나 살이 많은 경우에는 특히 턱밑 패드에 지방이 쌓이며 처질 수 있다. 일반적으로 이중 턱이라고 부르는 것으로 젊은 사람들에게도 많이 생긴다. 턱밑의 3cm 전후의 절개를 통해서 과도한 볼륨을 가진 지방과 근육림프절을 정리하고, 근육의 앞부분을 모아 재건해 준다.

즉, 턱밑 리프팅은 목거상과는 완전히 다른 수술이다. 활경근의 늘어짐인지, 과도한 지방층 생성인지 원인에 따라 다르고, 절개 부위 또한 다르다. 시술의 필요성은 오로지 환자의 상태에 달린 것이다. 원하는 효과를 보기 위해 무조건 다양한 수술을 모두 받으려 하거나, 다른 사람과 비교하여 누구는 특정 수술을 했으니 나도 똑같이 하겠다는 등의 비교는 의미가 없다.

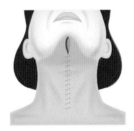

긍정적인 마인드, 자신감 있는 표정

지금까지 성형외과 의사로 살면서 다양한 환자들을 무수히 만났다. 이 야기를 듣다 보면, 수술을 잘하는 것만큼이나 놓치지 않아야 하는 부분 이 있다. 바로 사람들이 말하는 성형수술의 이유를 잘 듣는 것이다.

사실 성형외과 상담실은 다른 진료과에 비해 비교적 환자들의 개인 적인 사연들이 많이 오가는 편이다. 타 진료과의 환자들이 자신의 증 상으로 인해 겪고 있는 일상적인 문제들을 이야기하는 데 비해, 성형외 과 환자들은 외모로 인해 겪어온 마음의 고통에 관해 이야기한다. 외 모 때문에 직장에서 받은 따돌림, 취업시장에서 밀려나야 했던 경험, 아직 젊은 내 마음과 달리 나이 든 모습으로 인해 사회적으로 받는 소 외감 등을 떠올리며 눈물을 흘린다. 심각한 경우 외모 때문에 극단적 인 선택까지 생각했던 경험에 대해 말하기도 한다.

성형수술을 받는 이유는
지금보다 예뻐지고 싶어 하는 개인의 욕구를 넘어,
경험하는 주변의 환경, 사회, 나아가 세계와도 깊게 연결되어 있다.

우리나라 사람들은 유독 타인의 외모 평가에 쉽게 흔들리고 상처를 받는다. 남의 눈을 크게 의식하는 사회이기도 하지만, 이것이 곧 생존과 직결되기 때문이다. 몸에 칼을 대는 쉽지 않은 결정을 내리면서까지 그들이 성형수술을 받는 것은 그만큼 '절실해서'다. 그저 예뻐지고 싶어서가 아니라, 예뻐진 모습으로 더 주변 환경과 사회적 분위기로 인해 마음의 상처를 받지 않고, 삶의 현장에서 밀려나지 않으려는 것이다. 성형외과 의사의 역할은 외모를 고쳐주는 것 그 이상으로 나아가 심리적, 정신적, 사회적으로 긍정적인 변화를 겪을 수 있도록 하는 것이라고 필자는 믿고 있다. 그리고 그 변화를 만드는 외모의 차이는 그렇게 엄청난 것이 아니다. 아주 약간의 차이, 단 2mm의 차이 정도면 충분하다.

2mm의 차이

흥미로운 실험이 있다. 남편도 자신의 부인인지 처제인지를 구분하지 못할 정도로 닮은 일란성 쌍둥이 자매들을 모아 얼굴 사진을 찍었고 그 사진들을 일반인에게 나눠주고 미인 순위를 매기도록 했다. 한 자매의 언니는 1위를 했고 그 동생은 12위를 했다. 같은 얼굴로 보였을 텐데 왜 이런 결과가 나왔을까? 얼굴에서 300군데를 측정해 사람의 차이를 분석하는 방법에서도 미인과 추남(추녀) 얼굴에서 2~5mm의 차이밖에 나지 않았다고 한다. 1등과 12등으로 갈린 자매 얼굴에서는 0.6mm 차이를 보였고 가장 많이 차이가 나면 10mm였을 뿐이다.

이 실험처럼 거의 차이가 없는 쌍둥이 얼굴을 보고도 사람마다 미인이다 아니다 기준이 다르다. 얼굴의 특정 에너지가 우리에게 미적 느낌을 전달하는 게 아니라 뇌에 쾌감을 주는 얼굴을 미인으로 여긴다는 것이 얼굴 전문가들의 공통된 의견이다. 결론적으로 미인이란 개인이 보고 좋아하고 편안한 얼굴이고 이는 뇌가 만든 관념인 셈이다. 잘생긴 사람과 못생긴 사람의 얼굴에서 차이는 머리카락 굵기보다 작다. 그 정도 차이는 입꼬리를 살짝 올리는 표정만으로도 만들 수 있다.

우리는 작은 얼굴 윤곽에 턱이 좁은 이른바 '브이라인'형을 미인으로 본다. 눈은 클수록, 피부도 우유 빛깔에 촉촉하면 금상첨화로 여긴다. 심지어 남성도 예쁘고 이목구비가 뚜렷하거나 아기자기해야 미남 소리를 듣는다. 그러나 성형의 방향은 이렇게 정형화된 외모로 모두 동일하게 만드는 데에 있지 않다. 사람의 얼굴은 제각각 다르고, 신기하게도 그 얼굴 안에서 약간의 차이가 가져오는 미묘한 변화로 인상이 달라진다. 무작정 그 사회에서 미인상이라 불리는 얼굴에 자신을 맞추는 것이 능사가 아니라는 뜻이다.

사람이 사회생활을 하고자 한다면 다른 사람과 소통하는 과정이 필요하다. 가족과 친구와 동료와 지인과 다양하게 소통하며 어떠한 말씨, 표정, 인상이 가장 적절한 것인지 찾아간다. 이 과정에서 언어 행위 외에도 쓰이는 것이 '표정'이다. 사람이 인형도 아니고, 가만히 있을 때 예쁜 것은 의미가 없다. 성형은 이 표정을 자연스럽고 호감이 생길 수 있게 만들어주는 데에 더 목적을 두어야 한다.

사람은 표정으로 소통한다

사람의 다섯 가지 감각 중에 시각·청각·후각·미각이 얼굴에 있다. 먹고 마시고 숨 쉬고 말하는 생명의 기본 기능도 얼굴에 있다. 눈은 얼굴 중앙에 몰려 있어서 시야가 좁아 주변의 공격에 취약하다. 후각과 청각도 다른 동물보다 약해서 생존에 불리하다. 대신 인간은 말과 표정으로 소통한다.

흔히 기분이 좋으면 표정에 나타난다고 한다. 반대로 표정이 기분을 결정하기도 한다. 예를 들어 입과 볼 주위의 근육, 특히 광대뼈 근육이 움직이면 뇌는 좋은 일이 생겼다고 판단해서 좋은 기분을 느낀다. 이마 근육이 움직이면 나쁜 일이 생겼다고 판단하고 기분이 나빠진다. 표정은 감정을 표현하는 데 그치지 않고 감정을 조절하는 강력한 힘을 가지고 있다.

기분 좋은 사람을 보면 보는 사람도 기분이 좋아지며 표정이 따라가게 된다. 표정은 감정과 정보를 공유하는 방편인 셈이다. 인간이 타인의 표정을 따라 하는 것은 단순히 상대방의 감정을 인식하는 데서 그치는 게 아니라, 같은 감정을 느껴 공감하려는 소통의 방편이다.

그러나 표정을 마음가짐과 습관으로 인상을 바꾸려면 오랜 시간이 필요하다. 짧은 기간에 인상을 바꾸는 방법은 성형수술이다. 이러한 점에서 필자는 안면거상술이 다양한 환자들, 특히 40대 이상의 환자들에게 절실한 수술이라고 생각한다. 부자연스럽게 티 내지 않으면서도 인상을 바꾸어주는 역할을 너무나도 잘 수행하기 때문이다. 게다가 좋은 의료진만 만난다면, 특별히 부작용이랄 것도 없다. 환자가 기억해야 할 것은 너무 과도한 수술을 원하여 부자연스러운 근육 사용이 되지 않도록 하는 것뿐이다.

얼굴 성형술이 과도하여 표정을 따라 하기가 힘들어지면 도리어 소통이 어려워진다. 더 나은 사회생활을 위해 받은 성형수술이 오히려 표정 근육의 활동을 방해하기 때문이다. 보톡스, 필러 등 얼굴 미용과 관련한 각종 시술 혹은 수술은 표정을 어색하게 만들 수 있다. 특정 부위가 마비되거나, 당기고, 통통하게 만드는 과정에서 일상적인 인상이 바뀌거나, 표정근을 제대로 쓰지 못하게 하는 사례도 있다.

필자는 환자들이 이 점을 기억해주기를 바란다.

타인과 사회적인 관계를 맺는 데 표정의 역할은 매우 중요하다. 그러나 오로지 미용의 목적에 매몰돼 지속적으로 성형 시술을 하면 대인관계에 어려움을 겪을 수 있다. 성형하고자 마음을 먹었다면, 과도한 성형으로 40~50대에서 20대로 돌아가려고 마음먹지 말고, 지금 내 상황과 나이에 맞는 외모가 어떤 것일지 고려해보라는 것이다.

일반인과 전문가가 보는 성형수술의 기준은 다르다. 전문가는 성형으로 만든 부위와 전체 얼굴의 균형과 조화를 따진다. 예컨대 얼굴 근육을 너무 당기면 피부는 팽팽해 보일지 모르나 무언가 어색할 수가 있다. 게다가 모든 성형수술에서 가장 필요한 것은 시간이다. 빨리 예뻐지고 싶어서 의사에게 과도한 수술을 조르거나, 무리하게 받으려고 하는 일도 있는데 성형수술에는 적절한 시기가 있다. 인위적으로 당기거나 빵빵하게 만든 피부, 자신의 얼굴형이나 이목구비의 부조화, 피부 속 이물감에 생기는 어색한 표정 등을 경험하고 싶지 않다면, 충분한 시간과 여유를 두고 필요한 만큼의 성형을 받기를 바란다. 비싼 돈을 들였는데 사회생활 속에서 이전보다 더 큰 불편을 겪는다면 성형을 하는 목적도, 보람도 없을 것이다.

아마 앞으로도 외모를 중요하게 생각하는 사회적 분위기는 줄어들지 않을 것이라 본다. 경쟁이 치열한 사회로 접어들수록 더 그러하다. 사람들이 성형수술을 받는 이유를 '예뻐지기 위해서'라고 말한다면 너무 단순하게 보는 것은 아닐까. 젊어 보이고 싶고, 예뻐 보이고 싶은 것은 그 자체로의 욕구보다, 생존 욕구와 직결되어 있다. 사람들은 시대가 요구하는 얼굴을 원하며 가꾼다는 점이 그 방증이다.

그러나 과거의 미인상과 오늘날의 미인상이 다르다. 시대마다 미인관이 바뀐다는 사실은 '절대미인'이란 존재하지 않는다는 말과 통한다. 게다가 사람마다 생각하는 미인관도 다르다. 자신만의 매력을 찾아갈 수 있는 성형을 하기를 바란다. 그리고 충분한 지식을 바탕으로 올바른 기관에서, 올바르게 성형을 하기를 바란다. 성형을 통해 긍정적인 마인드를 쌓고 자신감 있는 표정을 얻어, 사회생활에 있어 더욱 행복이 충만한 삶이 이루어지기를 바란다.

세월을 돌리는 마법,
안면거상술

펴낸날 2021년 6월 4일

지은이 박준형
펴낸이 주계수 | **편집책임** 이슬기 | **꾸민이** 김소은

펴낸곳 밥북 | **출판등록** 제 2014-000085 호
주소 서울시 마포구 양화로 59 화승리버스텔 303호
전화 02-6925-0370 | **팩스** 02-6925-0380
홈페이지 www.bobbook.co.kr | **이메일** bobbook@hanmail.net

© 박준형, 2021.
ISBN 979-11-5858-784-0 (03510)